CMD: Kein Schicksal!

Die Cranio-Mandibuläre Dysfunktion in den Griff bekommen

2. erweiterte Auflage

Rainer Schöttl, D.D.S. (USA)

MediPlus®

Schöttl, Rainer: CMD: Kein Schicksal! 2. erweiterte Auflage - Unterleinleiter:
MediPlus Verlagsgesellschaft, 2011

ISBN 978 - 3 - 9812738 - 5- 4

1. Auflage November 2009
2. erweiterte Auflage Juni 2011

Lektorat 2. Auflage: Dr. Gisela Weggen, Berlin

INSTITUT FÜR TEMPORO-MANDIBULÄRE REGULATION

Schuhstr. 35, D-91052 Erlangen, www.itmr-online.de

MediPlus Verlagsgesellschaft
Kolmhof 2, D-91364 Unterleinleiter

Geleitwort zur 2. Auflage

Dass es viele gibt, denen die Cranio-Mandibuläre Dysfunktion zum Schicksal geworden ist, war mir klar gewesen. Diese Schicksale, die sich bei Erstgesprächen mit Patienten immer wieder offenbaren, waren für mich ja der Anlass gewesen, dieses Büchlein überhaupt zu schreiben. Verwirrende Meinungen und das Gefühl der Aussichts- und Hilflosigkeit stellen nicht selten die größte Belastung für den CMD-Patienten dar. Und auch zahnärztlichen Kollegen fällt es oft schwer, sich zwischen den völlig widersprüchlichen Informationen und Dogmen zur Funktion und Dysfunktion des Kausystems zurecht zu finden.

Dass das Büchlein aber nach wenig mehr als einem Jahr bereits vergriffen sein würde, hatte ich in meinen kühnsten Träumen nicht erwartet. Schließlich ist es in einem unbekannten Verlag erschienen und kaum in einer Buchhandlung zu finden. Es muss Mund-zu-Mund Propaganda unter den Lesern gewesen sein, die es trotz aller Unzulänglichkeiten so begehrt gemacht hat, und darüber freue ich mich besonders.

Die Überarbeitung gibt mir die Gelegenheit, auf Kritikpunkte zur ersten Auflage einzugehen, zu klein geratenen Abbildungen etc. Wichtiger noch war es mir, den Text zu überarbeiten und zu ergänzen. Und schließlich konnte ich auch noch ein kniffliges Thema angreifen, das man bei keiner chronischen Erkrankung auslassen darf: Die Ernährung.

Oft wird über „gesunde“ oder „ausgewogene“ Ernährung gesprochen, als bestünde große Einigkeit darüber, was das sei. Weit gefehlt, kaum irgendwo gibt es größere Kontroversen! Glücklicherweise war ich hier nicht nur auf eigene Erkenntnisse angewiesen sondern konnte auf langjährige Recherchen meines Vaters zurückgreifen. Und ich hatte dabei auch noch die wertvolle Unterstützung meiner Frau, einer studierten Ernährungsphysiologin, die unermüdlich neue Wissensquellen für mich erschloss.

Ich wünsche diesem Büchlein, dass es für Sie, lieber Leser, zu einer kompakten und dennoch vielseitigen Orientierungshilfe wird!

Rainer Schöttl, im Mai 2011

Einführung

Der Zahnarzt ist frustriert. Er würde seiner Patientin so gerne helfen! Er hat alles probiert, nichts scheint bei ihr zu funktionieren. Im Gegenteil: Je mehr Zeit und Mühe er investiert, desto schlimmer scheint es zu werden! Die einschlägige Literatur ist auch keine Hilfe: Die typischen Techniken hat er längst versucht, und tolle Massenstatistiken helfen nichts, wenn die Patientin wieder auf der Matte steht und Hilfe einfordert. Er fühlt sich der Situation einfach nicht gewachsen, wurde dafür auch nicht ausgebildet. Ob er die teuere Investition für das Gerät, von dem heute schon das dritte Hochglanzprospekt ins Haus flatterte, doch auf sich nehmen soll? Vielleicht würde das ja bei solchen Fällen endlich die Lösung bringen!

Auch die Patientin ist genervt. Alles scheint immer schlimmer zu werden, und es geht schon viel zu lange. Wie lange sie das noch mitmachen kann, weiß sie nicht. Und all das Geld, das die Sache schon verschlungen hat! Aber sie kommt mit ihrem Biss einfach nicht mehr zurecht, hat Schmerzen. Von ihren anderen abenteuerlichen Symptomen mag sie erst gar nicht berichten! Es meinen eh schon viele, sie habe einen Sprung in der Schüssel. Selbst der Ehemann geht auf Distanz und fragt sich, ob sie noch ganz normal im Kopf sei! Ob sie doch zum Psychiater sollte? Aber vor einem Jahr hatte sie noch keine Probleme. Alles fing erst an, als man an ihrem Biss herumbastelte. Wäre man der Typ dazu, man könnte richtige Aggressionen gegen die Zahnärzte entwickeln!

Ein Drama, das sich täglich ungezählte Male abspielt. Ein Schicksal, das keines zu sein bräuchte!

Cranio-Mandibuläre Dysfunktion, kurz CMD: Ein Problem, unter dem viele leiden, von dem sich viele aber auch gar nicht vorstellen können, dass es das überhaupt gibt! Viele wissen nicht einmal wirklich, wie ein Zahn aussieht, oder wie er auf den Zahn im Gegenkiefer passt. Hauptsache kein Zahnweh!

Dabei sind Zahnschmerzen nicht das Problem. Dafür werden Zahnärzte gründlich ausgebildet und es gibt klare Richtlinien, wie man sie diagnostiziert und beseitigt. Zahnarzt, Spritze und Bohrer sind in den Köpfen der Menschen fest miteinander verknüpft. Könnte man eine CMD einfach ausbohren, so wäre auch sie kein Problem!

Aber so einfach ist das hier nicht. Wo man auch hinsieht, im Internet, im Buchhandel, auf Vorträgen und Kursen: Es herrscht ein heilloses Durcheinander an Meinungen, Empfehlungen und Patentrezepten. Auch die Industrie hat den großen Bedarf auf diesem Gebiet entdeckt und wendet sich an Zahnarzt und Patient mit geschickt gestalteter Werbung. Obwohl nicht wirklich klar ist, um was es geht, schießen Curricula aus dem Boden und auch den attestierten „CMD-Spezialisten“ gibt es schon.

Dem etwas distanzierten Betrachter ist aber nicht entgangen, dass Erkrankungen, die mit einer CMD assoziiert werden, über die vergangenen Dekaden immer mehr zugenommen haben, fast, als werden sie mehr, je mehr Wirbel darum gemacht wird!

Ein Problem und völlig konträre Therapieempfehlungen. Eine so genannte „Aufbissschiene“ darf laut einiger nur im Oberkiefer eingegliedert werden. Laut anderer nur im Unterkiefer. Der Aufbiss muss auf die vorderen Zähne begrenzt sein. Andere sagen auf die hinteren. Eine Front-/Eckzahnführung muss sie haben, bei anderen muss es eine Gruppenführung sein. Und wieder andere halten solche Bissbehelfe insgesamt für Quatsch. Die einen sehen das Problem in Zahnherden und ziehen Zähne, die anderen sehen es in Giften aus der Umwelt oder in Zahnmaterialien und entfernen sämtliche metallhaltige Restaurationen. Wieder andere behaupten, es gäbe die CMD nicht wirklich und jede Therapie, die über das Auflegen eines warmen Waschlappens hinausgehe, sei pure Abzocke. Manche sehen es als eine psychische Entgleisung, andere verschreiben trizyklische Antidepressiva gegen so genannte „chronifizierte Schmerzen“, mit allerlei Nebenwirkungen. Wieder andere sehen das Problem in okklusalen Vorkontakten und verlieren sich in zahllosen akribische Einschleifsitzungen. Manche diagnostizieren es mit Axiographie oder im Artikulator mit der so genannten „instrumentellen Funktionsanalyse“, andere mit den Mitteln der Kinesiologie, wieder andere mit Reflextests. Und so könnte man die Beschreibung der Gegensätze beliebig weiterführen. Gemeinsam haben sie oft nur die jeweilige Überzeugung, alleine die wirkliche Ursache der CMD erkannt zu haben.

Vielleicht sollte man aber erst einmal definieren, wovon man bei der CMD überhaupt spricht?

Was ist CMD überhaupt?

Costen-Syndrom, Myoarthropathie (MAP), Kiefergelenkdysfunktion, Malokklusion, Temporo-Mandibular Disorder (TMD), Cranio-Mandibuläre Dysfunktion (CMD): Zu unterschiedlichen Zeiten sind Angehörige unterschiedlicher Fachrichtungen auf ein Phänomen gestoßen und haben es beschrieben. Reden sie überhaupt vom Gleichen?

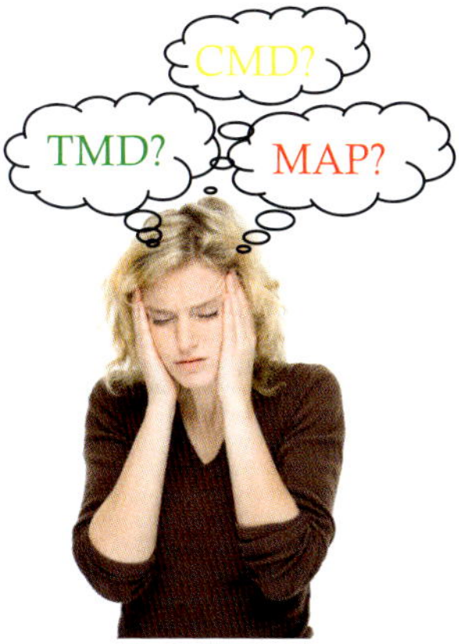

Den betroffenen Patienten dürfte der Streit der Gelehrten über den richtigen Begriff einerlei sein!

Das gab es zuvor, z. B. bei Muskelverhärtungen, Myopathie, Myogelosen, Myotendinose usw. Dr. Janet Travell machte sich die Mühe, aus diesem Durcheinander eine klar definierbare Schnittmenge abzugrenzen. Sie nannte diese „Myofasziale Triggerpunkte" bzw. „Myofasziale Schmerzübertragung". Seither gibt es wenigstens in diesem Bereich klare Gedankengänge und eine einigermaßen einheitliche Vorstellung davon, worum es sich handelt, wie diagnostiziert werden kann und welche Therapien sinnvoll sind.

Solange man sich bei der Definition der CMD nur am Ort des Symptoms orientiert, wird es eine solche Klarheit nicht geben, und das Durcheinander geht weiter. Dabei würde sich eine Definition des Begriffes alleine schon aus der Wortbedeutung anbieten:

„Functio", aus dem Lateinischen, bedeutet „Verrichtung". Im deutschen Wortgebrauch beschreibt „Funktion" den Zweck oder die Aufgabe eines Systems. Die aus dem Griechischen stammende Vorsilbe „Dys" bedeutet „schlecht" oder „falsch". „Cranio-Mandibulär" bezeichnet einfach den Ort, an dem diese falsche Aufgabe vorliegt, nämlich zwischen dem Cranium (Schädel) und der Mandibula (Unterkiefer).

Die Tatsache, dass der Unterkiefer über Muskelzüge

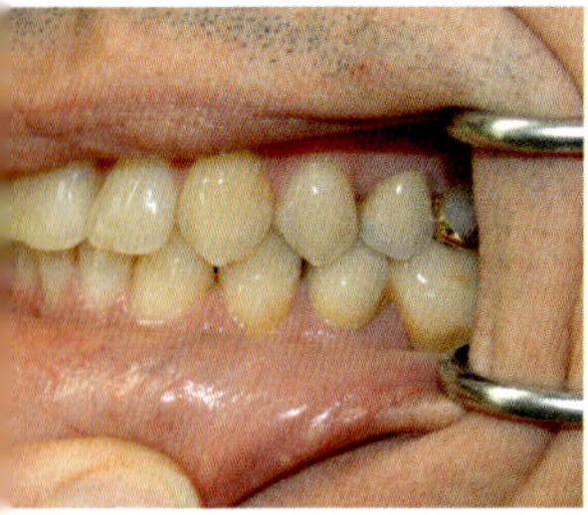

Nichts im Körper ist härter als der Zahnschmelz. Um alle Zähne zu fügen muss unser Unterkiefer punktgenau bewegt werden.

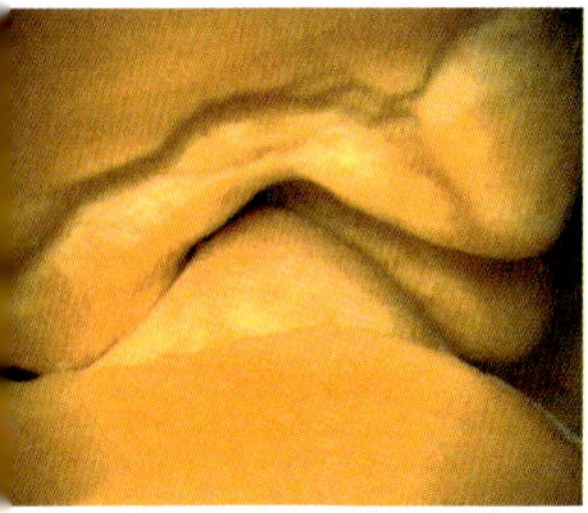

Die Nahaufnahme zeigt, wie sich ein Zahnhöcker in die Fossa seines Gegenspielers schmiegt. Im Kiefer muss dies beim Schlussbiss für alle Höcker gleichzeitig klappen!

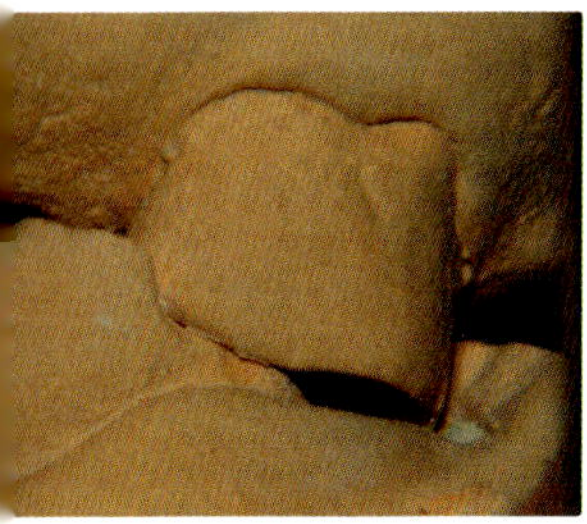

Und es klappt auch dann noch, wenn sich die Formen massiv verändert haben!

nicht nur mit dem Schädel verbunden ist, sondern auch mit Brust- und Schlüsselbein, und somit die gesamte Halswirbelsäule überspannend bewegt wird, ist nicht die alleinige Besonderheit dieses Bewegungssystems. Wesentlich mehr noch imponiert, dass hier die einzige Bewegung im Körper erfolgt, die in einem harten Anschlag mündet – und zwar punktgenau – wenn die Zahnreihen in ihrer maximalen Interkuspidation (Verzahnung) gefügt werden. Nur weil dieses Kunststück jeden Tag unzählige Male gelingt, ohne dass es den Menschen überhaupt bewusst wird, bleibt seine Komplexität meist unerkannt.

Dieser im Körper einmalige harte Anschlag bei der Bewegung, dieses diffizile Fügen komplex geformter Kauflächen an dem einen Punkt, an dem alle Kauflächen gemeinsam die tiefste und stabilste Verzahnung erreichen, muss zumindest eine der herausragenden Aufgabenstellungen des Cranio-Mandibulären Bewegungssystems sein. Und schon erkennt man den Unsinn, wenn jemand glaubt, in einer Studie den Beweis führen zu können, dass die Okklusion, Zähne oder Zahnstellungen keine relevanten Faktoren bei der Dysfunktion dieses Systems darstellen, dass diese vielmehr bei psychosozialen Fehlanpassungen zu suchen seien. Unsinnig ist dabei nicht die Studie selbst, sondern die mangelnde Vorstellung davon, worum es bei einer CMD überhaupt geht.

Eine psychische Erkrankung ist eben psychisch. Kein Wunder, wenn deren Behandlung nicht mit Mitteln der Zahnheilkunde sondern der Psychologie angezeigt scheint, auch dann, wenn sie vielleicht zum Zähnepressen und somit zu Symptomen im Cranio-Mandibulären Bereich führt. Etwas völlig Anderes ist es hingegen, wenn die Aufgabenstellung des Cranio-Mandibulären Systems schlecht verrichtet wird, oder nur schlecht verrichtet werden kann, weil etwas in diesem System deren „richtige“ Verrichtung stört.

In der Gnathologie war das Funktionsverständnis dieses Systems durch Bewegungen, genauer gesagt „Grenzbewegungen“, der Kiefergelenke geprägt, insbesondere von der Vorstellung einer die Gelenkkondylen verbindenden Scharnierachse. Diese terminale Scharnierachse wurde erst bestimmbar, wenn man eine Verschiebung (Translation) der Kiefergelenke unterband, indem man den Unterkiefer während seiner Bewegung an den hinteren Anschlag drückte.

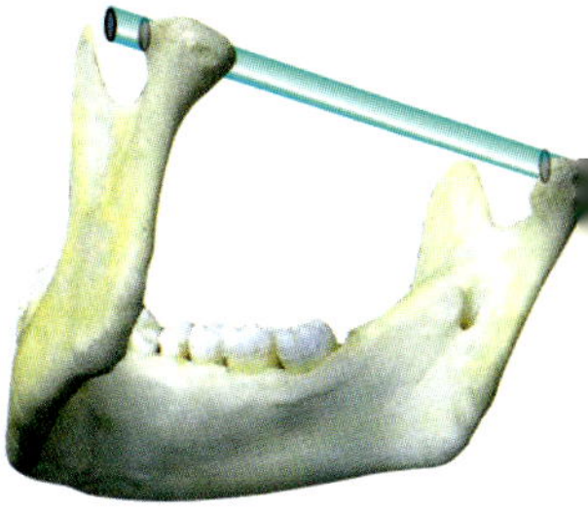

Die „Scharnierachse“ ist eine postulierte Bewegungsachse, die durch die Gelenkkondylen des Unterkiefers tritt. Ursprünglich dachte man, dass die vertikalen Bewegungen bis zu 19 mm Mundöffnung um diese Achsen verlaufen.

Als „zentrische“ Bewegungen wurden dabei vertikale Bewegungen verstanden, welche um diese Scharnierachse als Mittelpunkt abliefen, also ohne Translation der Kiefergelenke. Eine Bisslage wurde in der Gnathologie ursprünglich dann als korrekt eingestuft, wenn durch solch eine zentrische Bewegung die maximale Interkuspidation der Zähne ohne Deflektion erreicht wurde. Eine Ablenkung aus der zentrischen Bewegung in eine „exzentrische“ Position durch die Okklusion empfand man als Dysfunktion, denn sie resultierte in einer nicht konzeptionsgerechten Interkuspidation und verhinderte die Einnahme der „richtigen“ Zentrik, die allerdings nur durch die Manipulation des Unterkiefers durch den Zahnarzt darstellbar war.

Noch heute wird die CMD häufig anhand der Bewegungsmechanik der Kiefergelenke und der dort wahrgenommenen Symptome definiert. „TMJ“ (temporomandibular joint = Kiefergelenk) wurde die CMD im amerikanischen Volksmund auch genannt. „Geht es Dir heute nicht gut?“ „Nein, ich habe Kiefergelenk!“. Solch tiefsinnige Konversationen kommen zustande, wenn man funktionelle Störungen alleine an einer Struktur festzumachen sucht!

Jedoch sind die ursprünglichen Prämissen der Gnathologie schon seit längerem nicht mehr mit den Ergebnissen der Grundlagenforschung vereinbar. Auch gilt die retrale Kontaktposition (RKP), also die Position, die mit der Vorstellung einer zentrischen Bewegung übereinstimmt, bei den meisten Zahnärzten aufgrund negativer Erfahrungen nicht mehr als erstrebenswerte Bisslage.

Unter diesen Voraussetzungen ist es wenig verwunderlich, wenn Studien keine Evidenzbasierung für die Vorgehensweisen der Gnathologie etablieren konnten und aus diesen Vorstellungen bis heute keine geordneten Erkenntnissen zur CMD resultierten.

Im neuromuskulären Funktionsbild wird die Cranio-Mandibuläre Funktion und Dysfunktion völlig anders verstanden. Im Mittelpunkt steht die Notwendigkeit, die harten und komplexen Konturen der Okklusalflächen möglichst unkompliziert in einen Kraftschluss mit den jeweiligen Antagonisten zu fügen. Da sich Zahnbögen während des Wachstums sowie durch Zahnverschiebung etc. beträchtlich verformen, ist das Postulat einer fixen und unveränderlichen Scharnierachse (oder überhaupt einer Führung der Bewegung durch die Kiefergelenke) unlogisch. Vielmehr müssen sich diese an die Gegebenheiten anpassen können. Überhaupt muss das ganze System redundant reguliert sein, um seiner physiologischen Aufgabenstellung auch unter widrigen Umständen gewachsen zu sein. Die Plastizität der Gelenke und Disci („Remodelling“) sowie die mannigfaltige Anpassungsfähigkeit der Kieferstellung durch Tonusveränderungen in der Kaumuskulatur tragen dieser Notwendigkeit Rechnung.

Aus neuromuskulärer Sicht ist daher eine CMD nicht allein aufgrund der Tatsache gegeben, dass die Gegebenheiten dem System Kompensationen abfordern. Erst wenn es durch solche Kompensationen zu schädigenden Abläufen kommt, also zu einer schlechten (= „Dys-“) Funktion, ist eine CMD gegeben.

Die Dysfunktion im Cranio-Mandibulären System ist also unlösbar mit der Funktion dieses Systems verbunden. Das Fügen der Kauflächen der Zähne, die Okklusion, stellt dabei eine wichtige Aufgabenstellung (Funktion) in diesem System dar, wenn nicht sogar die wichtigste.

Wer leidet unter CMD?

Es ist wichtig zu verstehen, dass das Leben von der Notwendigkeit zu Anpassungen durchsetzt ist. Besonders anpassungsfähig zu sein und große adaptive Reserven zu haben, das ist ein Ausdruck von Gesundheit. Wie groß meine adaptiven Reserven sind, hängt von zwei Faktoren ab:

1. **Wie weit habe ich diese bereits ausgeschöpft (mit wie vielen Kompensationen muss ich schon zurecht kommen)?**
2. **Wie groß ist mein adaptives Potential?**

Es dürfte einsehbar sein, dass wenn ich z. B. mit meinem Leben unzufrieden ("genervt") bin, meine Widerstandskraft gegen Belastungen nicht gerade wächst.

Bin ich belastet und genervt, dann geht es mir wie vielen CMD-Patienten: Sie kommen mit der Kompensation im Cranio-Mandibulären System nicht mehr klar und sind obendrein emotional erschöpft. Diese emotionale Erschöpfung, die man bei CMD-Patienten häufig sieht, wird dann gerne als Ursache für die CMD bezeichnet. Meist greift das aber zu kurz: Viele CMD-Patienten sind einfach deswegen demoralisiert, weil sie keinen Ausweg aus ihrer Misere sehen! Hier gibt oft der zeitliche Ablauf alleine schon Aufschluss: Hatte der Patient schon immer depressive oder ängstliche Tendenzen, oder kam zuerst die CMD und dann erst das emotionalen Problem?

Das sind Parameter, die repräsentieren, wie groß mein „Fass“ ist. Will ich verstehen, wann es überläuft, muss ich mir ansehen, wie viel bereits darin ist!

In der Kindheit und beim Zahnwechsel steht die Entwicklung eines perfekten Bisses nur dann zu erwarten, wenn nichts das Wachstum der Zahnbögen, der Kiefer und des Schädels stört. Schwache Lippen und ein fehlender Lippenschluss (offene Mundhaltung), eine falsche Zungenlage (z. B. in Folge einer chronischen Tonsillitis), die chronische Mundatmung (gewohnheitsmäßig oder weil die Nase dauernd zu ist), das sind Faktoren, die das Kräftegleichgewicht beim Wachstum der Zahnbögen, bei der Kiefer- und Schädelentwicklung, durcheinander bringen. Ein gestörtes Kräftegleichgewicht wirkt wie eine kieferorthopädische Behandlung, nur anders herum: Statt dass die Zähne gerade gerückt werden, werden sie daran gehindert, sich gerade einzustellen!

Funktionelle Grundstimmungen, z. B. die Neigung zu Allergien, mögen vererbt sein, nicht aber die Form eines Zahnbogens. Allenfalls die Form der einzelnen Zähne ist vererbt, jedoch richten sich diese beim Einwachsen zwischen Zunge, Wangen und Lippen aus, durch die sie geführt werden wie durch Leitplanken. Besteht z. B. eine Unverträglichkeit gegen Milcheiweiß und in der Familie werden Kinder traditionell mit viel Milch aufgezogen (was dann u. U. dazu führt, dass die Nase chronisch verquollen und verschleimt ist und die Kinder keine Luft bekommen, außer sie atmen ständig durch den Mund), so sind die Leitplanken schief angeordnet, so dass sich z. B. Zahnbögen mit einem anterior offenen Biss entwickeln. Bei den Geschwistern mag dies ähnlich verlaufen, so dass am Ende alle fast die gleiche Gebissform haben, vielleicht auch eine, die für eine CMD prädestiniert, weil sie durch den Bewegungsapparat kaum zu bedienen ist. Schnell könnte man dann meinen, Zahnbogenform und CMD seien vererbt!

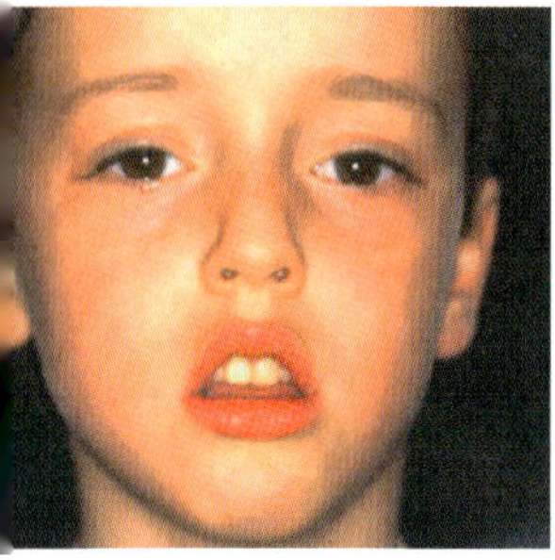

Gewohnheitsmäßig offene Mundhaltung, falsche Zungenlage, hypotone Lippen: In diesem Kräftefeld kann sich ohne Nachhilfe kein neutraler Biss entwickeln!

Da völlig ungestört entwickelte Bisse in unseren Breiten eher die Ausnahme sind, haben wir alle mehr oder weniger mit Kompensationen im Cranio-Mandibulären System zu tun. Für die meisten von uns ist das kein Problem. Ein ganzes Leben lang leisten wir diese Kompensationen und wissen nichts davon. Bei den meisten CMD-Patienten war dies ebenso. Bis dann irgendwann Probleme auftraten! Die notwendigen Kompensationen konnten nicht länger geleistet werden und vielleicht signalisierte der Körper dies in Form von Schmerzen.

Viele wünschen sich dann: "Könnte ich nur wieder zurück, zu meinem alten Biss! Auch wenn die Zähne damals schief standen, so hatte ich wenigstens nicht diese Probleme damit!"

Vielleicht ist mein Fass aber heute viel kleiner, als damals, und wäre schon längst übergelaufen, mit den Belastungen durch die Kompensationen, die ich damals zu leisten im Stande war!

Zwei Erkenntnisse resultieren aus diesen Überlegungen:

- **Die CMD resultiert aus einer Mischung zwischen vermehrter Belastung und verminderten Reserven.**
- **Um die CMD erfolgreich zu behandeln, muss der Biss u. U. kompensationsfreier gestaltet werden, als er es vielleicht früher einmal war.**

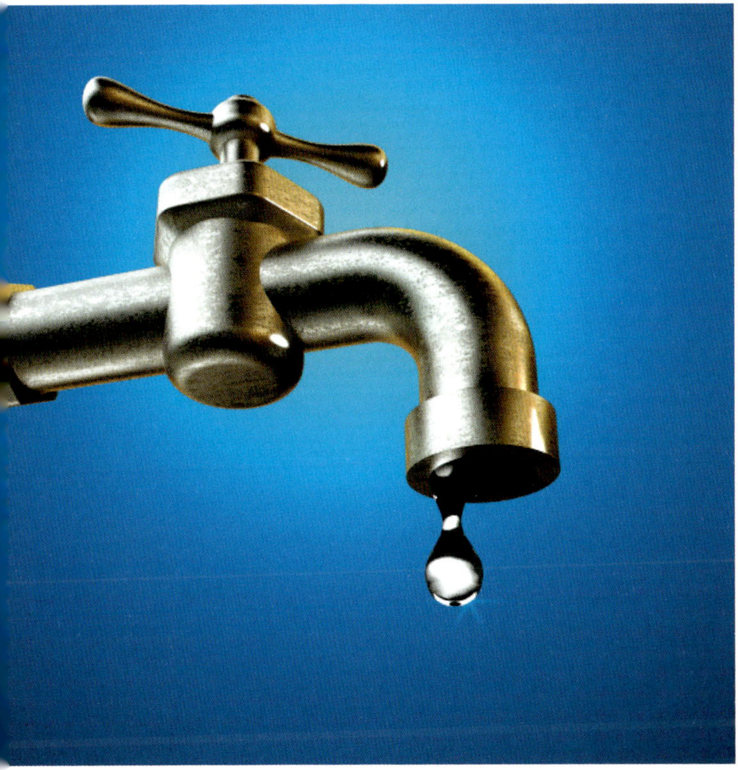

Ob dieser Tropfen das Fass zum Überlaufen bringt, sieht man ihm nicht an!

Man kann Probleme in der Okklusion einbauen, die keiner verkraften kann, auch nicht der Gesündeste. Aber es gibt auch Menschen ohne adaptive Reserven, bei denen ein Fehler um eine Haaresbreite bereits genügt, um sie in einen dysfunktionalen Zustand zu versetzen.

Und noch etwas ist wichtig: Der komplexe Vorgang des Fügens der Zähne in eine Interkuspidation ist normalerweise ein unbewusster Vorgang. Es mag seltsam klingen, aber er ist viel zu kompliziert, als dass wir ihn bewusst steuern könnten, denn wir können so viele Entscheidungen bewusst nicht schnell genug fällen, wie es unser Reflexsystem blitzschnell automatisch tut!

Haben wir daher erst einmal gelernt, diesen Vorgang bewusst zu erleben und wollen wir ihn bewusst steuern, so haben wir ein riesiges Problem! Plötzlich merken wir, dass wir jedes Mal, wenn wir unsere Körperhaltung etwas ändern, anders mit den Zähnen aufkommen. Ja, unsere Okklusion besteht überhaupt nurmehr aus Störkontakten!

Nun wird es auch für den Zahnarzt richtig schwierig. Wie kann man einen Patienten, dessen Bewusstsein von der Okklusion der Zähne vereinnahmt wurde, dazu bringen, dass er diesen Vorgang wieder dahin verbannt, wo er hin gehört, nämlich ins Unterbewusstsein?

CMD und Segmente

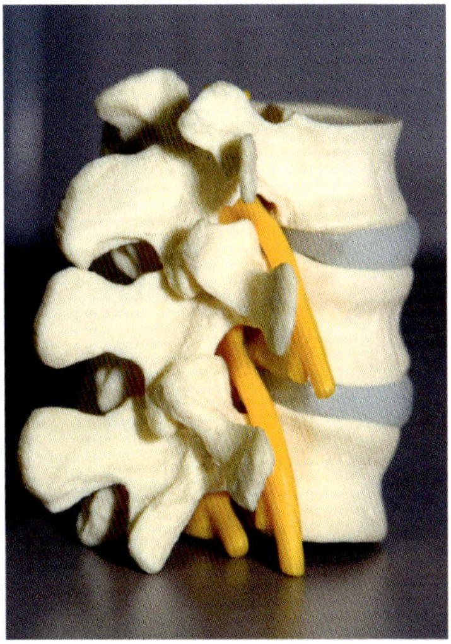

Zwischen zwei Wirbelkörpern treten Nerven aus, die jeweils ein Segment versorgen.
Funktionell weitergedacht könnte man auch das von einem Kopfnerven versorgte Gebiet als „Segment“ bezeichnen.

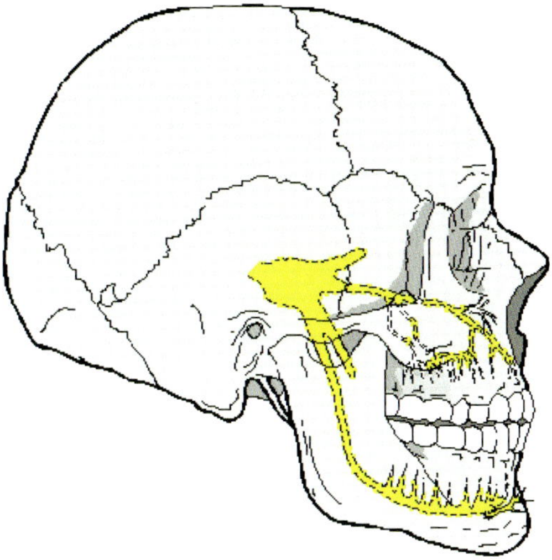

Jeweils zwischen zwei Wirbelkörpern der Wirbelsäule treten Nervenstränge aus. Die Körperzone, die von diesen innerviert wird, nennt man auch „Segment“. Man kann diese Begrifflichkeit nach oben weiter fortsetzen, auch wenn es dort keine Wirbel mehr gibt, und den einzelnen Kopfnerven ebenfalls entsprechende Segmente zuordnen. Das Kausystem wäre dann das Segment, welches vom dritten Ast des N. trigeminus, dem 5. Kopfnerven, versorgt wird. Man kann dann von einer segmentintern Kompensation sprechen, wenn eine Störung durch eine Kompensationen im gleichen Bereich ausgeglichen werden kann.

Eine CMD kann segmentintern aufgrund zu großer Anforderungen an die Kompensationsmechanismen des Cranio-Mandibulären Bewegungssystems entstehen.

Hierbei können dann zwei Faktoren entscheidend sein:

- **Wo ist der Punkt, an dem die Zähne ineinander passen (Bisslage)?**
- **Wie passen die Zähne ineinander (Okklusion).**

Um eine ungünstige Bisslage besser erreichen zu können, kann das Cranio-Mandibuläre System die Ruhe-Schwebe anpassen, also die Position, in der der Unterkiefer "hängt", wenn er nicht beißt sondern entspannt. Ist z. B. die Bisslage weiter retral als für die Muskulatur mit einer ausgeglichenen Bewegung erreichbar, so wird auch die Ruhe-Schwebe weiter retral gehalten. So kann die Okklusion leichter getroffen werden, aber um den Preis, dass es nun keine wirkliche Entspannung mehr gibt, auch während der Ruhe nicht!

Jedoch mag dies ein Preis sein, den das System über lange Jahre klaglos "zahlen" kann, solange diese Bewegung in einem satten Anschlag in der Okklusion mündet. Ist auch dieser Anschlag problematisch, weil einzelne Zahnkonturen früher in Kontakt kommen als andere (Vorkontakte), so muss sich das System mit weiteren Kompensationen abmühen, um auch unter diesen Umständen die bestmögliche Verzahnung (Interkuspidation) zu treffen, so dass so viele Zähne wie möglich so tief und stabil wie möglich in ihre Antagonisten gefügt sind.

Natürlich ist eine schlechte Okklusion in einer ungünstigen Bisslage am wenigsten erstrebenswert, aber auch in der "richtigen" Bisslage kann eine nachlässig gestaltete Okklusion viele Probleme aufwerfen! Das akribische Arbeiten in der Okklusion ist eine Domäne der klassischen Gnathologie, und hier ist auch der Grund dafür zu suchen, dass man ihr klinische Erfolge nicht absprechen kann, obwohl sie auf Dogmen wie der terminalen Scharnierachse basiert, die man heute getrost als falsch bezeichnen kann.

Neuerdings mag es sein, dass Zahnärzte Bisslagen viel umsichtiger einstellen und dennoch mit ihrer Vorgehensweise auch nicht mehr Erfolg haben, denn man ist oft nicht mehr gewillt, dem müßigen Problemgebiet Okklusion mit all den einzelnen Zahnkontakten, die in ihrer Summe störungsfrei erfolgen sollen, genügend Zeit und Fleiß zu widmen. Einen nicht unerheblichen Beitrag leistet hier auch die Wissenschaft, wenn sie Studien zur Mode macht, die angeblich beweisen, dass die Okklusion belanglos ist, sowie die Politik, wenn sie in der zahnärztlichen Gebührenordnung für die Anpassung der Okklusion geradezu lächerliche Beträge festsetzt.

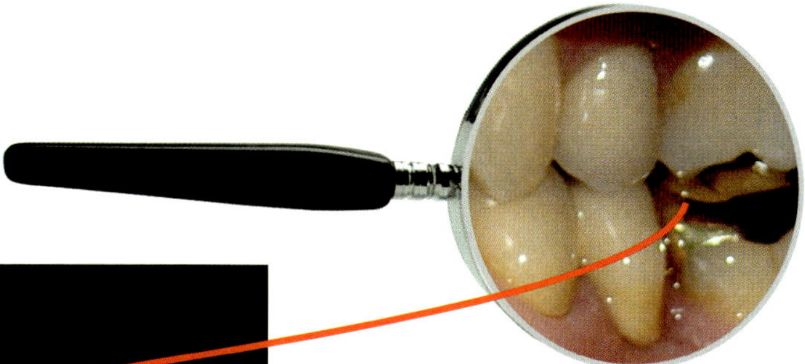

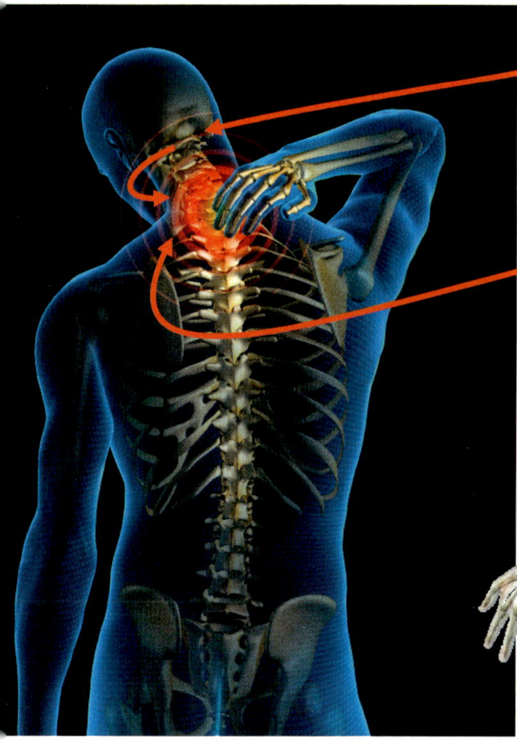

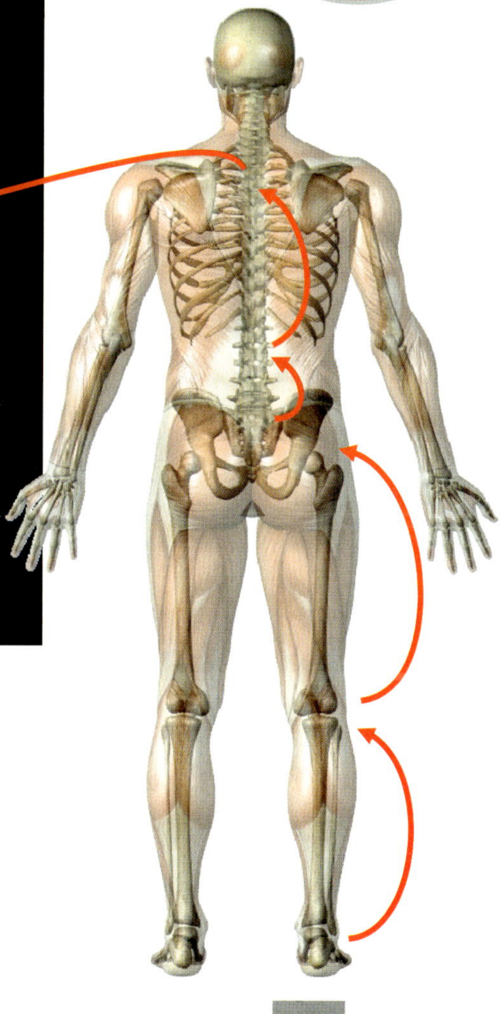

Nackenschmerzen entstehen häufig segmentübergreifend. Auslöser können Kopfgelenkblockaden sein, Beckenschiefstände und -verwringungen, Beinlängendifferenzen, ob anatomisch oder funktionell, pathologische Fußhaltungen, aber auch segmentübergreifende Kompensationen aus dem Cranio-Mandibulären System, welche primär oft die „Kopfgelenke“ einbeziehen.

Jedoch können sich Kompensationen auch über das Cranio-Mandibuläre Segment hinaus erstrecken, wodurch sich die vielen Symptome abseits der Kiefergelenke erklären. Auf der anderen Seite gibt es aber auch solche segmentübergreifenden Kompensationen, bei denen das Cranio-Mandibuläre System seinerseits zum Ausgleich der Funktion in einem anderen Segment, z. b. der Halswirbelsäule, herangezogen wird. Auch wenn es dann z. B. im Bereich der Kiefergelenke zu Symptomen kommen sollte, ist nicht notwendigerweise eine CMD gegeben, so dass eine sorgfältige Unterscheidung hier Not tut!

Sobald klar umrissen ist, wovon man spricht, fallen schnell weitere Teile des Puzzles an ihren Platz, und ein Bild beginnt sich abzuzeichnen: Wenn die CMD eine lokale Dysfunktion zwischen Cranium (Schädel) und Unterkiefer ist, so bezieht sie sich auf Strukturen, welche diese beiden Körperteile verbinden: Muskeln, Sehnen, Bänder, Faszien, Kiefergelenke und, last not least, die Okklusion der Zähne. Eine Dysfunktion, welche durch diese Strukturen unterhalten wird, wird in den allermeisten Fällen auch „vor Ort", also über diese Strukturen, erfolgreich therapiert werden können. Eine CMD, die nur so genannt wird, aber eigentlich gar keine ist, weil sie nichts mit Cranio-Mandibulären Funktionsabläufen zu tun hat, wird dagegen wahrscheinlich im oder um den Mund herum nicht erfolgreich zu therapieren sein, weil von dort aus kein Zugriff auf die Symptomursachen möglich ist.

Schließlich muss noch etwas anderes erwähnt werden: Seit den 70-er Jahren, also seit fast 40 Jahren, beschäftigt sich die Gnathologie in Deutschland mit ständig wachsendem Aufwand damit, wie Kiefergelenke sich bewegen und Zähne okkludieren. Im gleichen Zeitraum hat sich die Verbreitung der CMD vervielfacht. Es soll hier keine Kausalität konstruiert werden, aber wie Einstein schon bemerkt hat, lässt sich ein Problem nicht mit der gleichen Denkweise lösen, unter der es entstanden ist. Daher wollen wir in der Folge die Cranio-Mandibuläre Funktion und Dysfunktion aus einem neuen Blickwinkel betrachten.

Cranio-Mandibuläre Funktion

Wie bereits erwähnt, imponieren zwei Aufgabenstellungen oder Funktionen im Cranio-Mandibulären System besonders:

1. **Das Fügen der Kauflächen der Zähne am Punkt der tiefsten und stabilsten Verzahnung als Ziel- und Anschlagspunkt für die Kieferbewegung.**
2. **Die Koordination der die Halswirbelsäule überspannenden Muskelketten bei der Bewegung des Unterkiefers.**

Befassen wir uns zuerst mit der Aufgabenstellung der Okklusion.

Während eines Lebens erfährt die Kieferbewegung dramatischen Veränderungen:

Der Säugling hat noch keine Zähne und es existiert überhaupt kein harter Anschlag für die Kieferbewegung. Die Kiefergelenke des Säuglings unterscheiden sich in Lage und Form daher auch erheblich von denen des Erwachsenen.

Sobald sich die Schneidezähne treffen, beginnt sich ein Tuberculum articulare auszuformen und ein so genanntes „Christensen Phänomen“ entwickelt sich, denn die Kondylen der Kiefergelenke translatieren nun nicht länger in der Horizontalen, sondern in einem Winkel nach unten (kaudal).

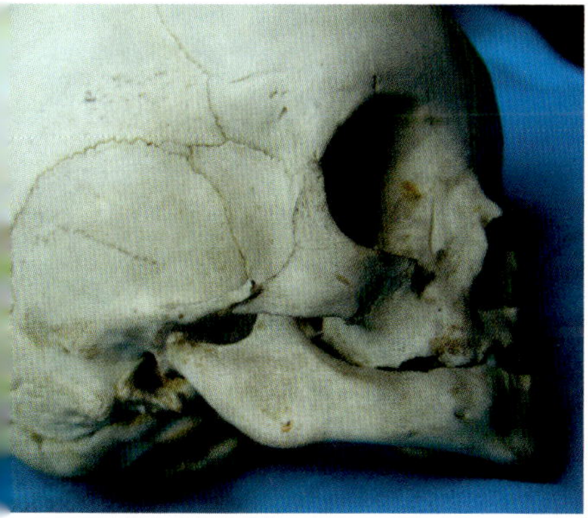

Beim Säugling erfordert eine völlig andere Aufgabenstellung auch eine andere Struktur. Die Geometrie der Kiefergelenke, wie auch die des gesamten Unterkiefers, muss sich daher erheblich wandeln, wenn es später gilt, Zähne zu fügen.

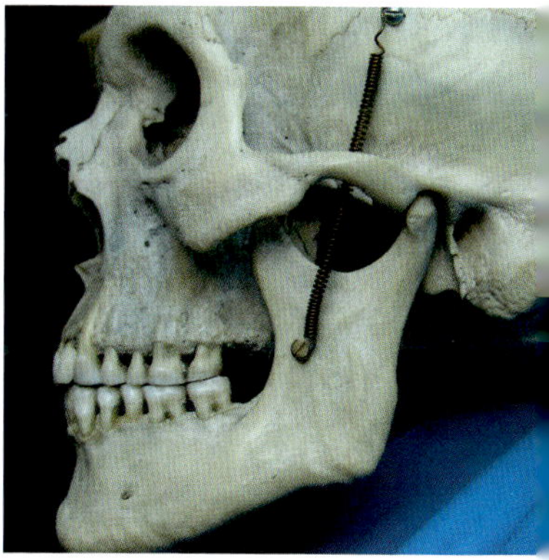

Diese so genannte „horizontale Kondylbahnneigung“ ist daher von Anfang an nicht konstant, sondern sie passt sich an die funktionellen Gegebenheiten an. Zu keinem Zeitpunkt kommt dieses Wechselspiel völlig zum Stillstand,

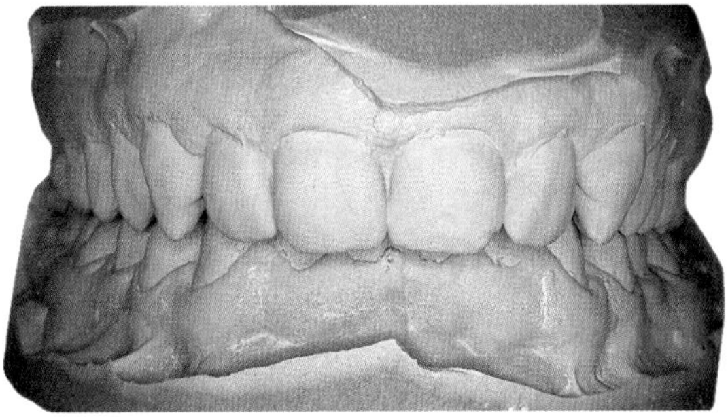

Ein Deckbiss: Die unteren Schneidezähne verschwinden ganz hinter den oberen. Auch seitlich umschließen die oberen Höcker die unteren eng. Trotz der engen „Einflugschneise" muss hier eine „Punktlandungen" erfolgen, wahrlich eine Herausforderung an das Bewegungssystem!

Veränderungen vollziehen sich beim Erwachsenen lediglich wesentlich langsamer als beim Kind. So finden wir bei einer steilen Schneidezahnstellung auch eine größere Kondylbahnneigung, bei anterior offenen Bissen (auch in der Angle Klasse 2 oder 3) bleibt sie dagegen relativ flach. Beides, Schneidezahnstellung und Kondylbahnwinkel, bestimmen die Vektoren, mit denen die Endposition der maximalen Interkuspidation erreicht werden kann. Sehr steil stehende Schneidezähne wirken wie ein Zaun, hinter dem der Unterkiefer praktisch eine Punktlandung schaffen muss, wenn eine Kollision verhindert werden soll. Die völlig fehlenden Front- oder Eckzahnkontakte beim anterior offenen Biss lassen hingegen das Feingespür dieser Zähne vermissen, was die exakte Koordination der Bewegung erschwert. Hinzu kommen noch andere mögliche okklusale Störfaktoren, die diese „Einflugschneise" zur harten Anschlagposition des Unterkiefers in der Interkuspidation weiter einengen, wie z. B. elongierte Zähne usw.

Zähne können auch verloren gehen, wandern oder kippen. Die Position der tiefsten und stabilsten Verzahnung, die so genannte „maximale Interkuspidation", kann daher im Laufe eines Lebens erheblichen Veränderungen unterworfen sein.

Es gibt also eine harte, exakt definierte Zielposition, die je nach Zahnstellung mehr oder weniger schwierig erreichbar ist, und diese kann sich obendrein auch ändern, sei es durch natürliche Prozesse oder Eingriffe durch den Zahnarzt. Nur ein sehr komplexes Bewegungssystem mit mannigfaltigen Möglichkeiten zur Kompensation kann einer solch komplexen Aufgabenstellung gewachsen sein! Und eben dieses finden wir im Cranio-Mandibulären System des Menschen:

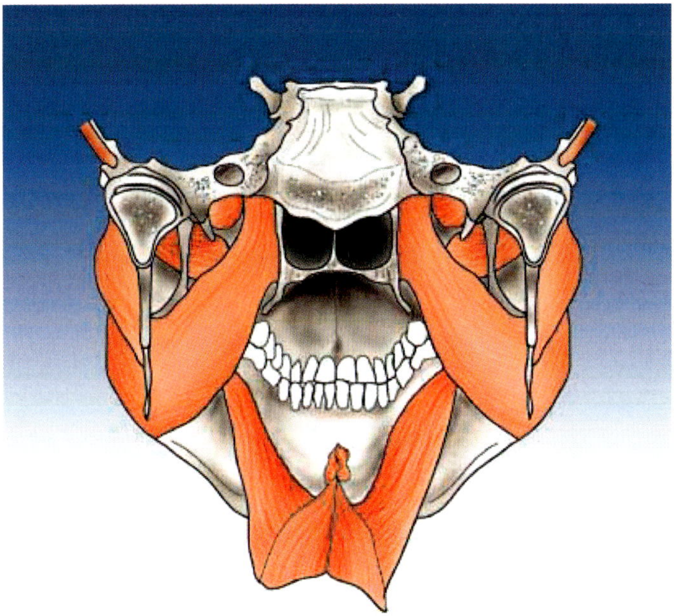

Nur um unseren Kiefer zu bewegen, bräuchten wir so viele Muskeln nicht! Was hier stattfindet, das ist Stellmotorik, um die Zahnreihen auch unter widrigen Umständen fügen zu können!

Mehr als 14 Muskeln mit unterschiedlicher Zugrichtung setzen am Unterkiefer an. Bei manchen besteht noch Uneinigkeit, z. B. ob der M. pterygoideus lateralis zwei getrennten Bäuche hat, oder lediglich Muskelfasern, die innerhalb ein und desselben Muskels in unterschiedlicher Zugrichtung angeordnet sind, wie man dies auch vom M. temporalis her kennt.

Jedes Kiefergelenk besteht in Wirklichkeit aus zwei Gelenken, die aufeinander gestapelt arbeiten. Das untere zwischen Gelenkkondyle und Diskus arbeitet ähnlich einem Scharnier, jedoch kann das Ganze in einem zweiten abgetrennten Gelenkraum darüber Gleitbewegungen zwischen dem selben Diskus und dem Os temporale des Schädels ausführen. Damit nicht genug: Es wird bei einem solchen Gleiten aufgrund der beschriebenen Kondylbahnneigung auch die vertikale Stellung der Kondyle verändert. Horizontale Gleitbewegungen des

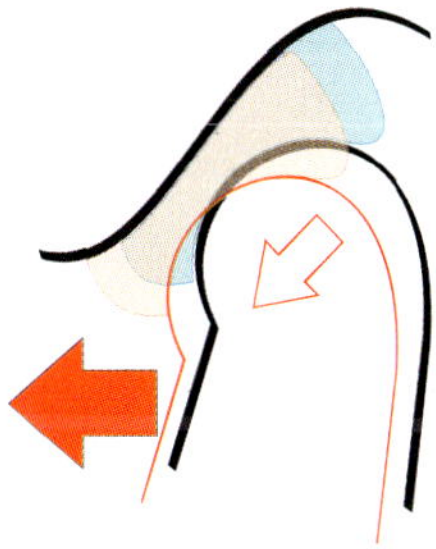

Auch die Kiefergelenke selbst sind komplexe Ausgleichsorgane: Jede horizontale Veränderung der Gelenkstellung ändert auch seine vertikale Stellung.

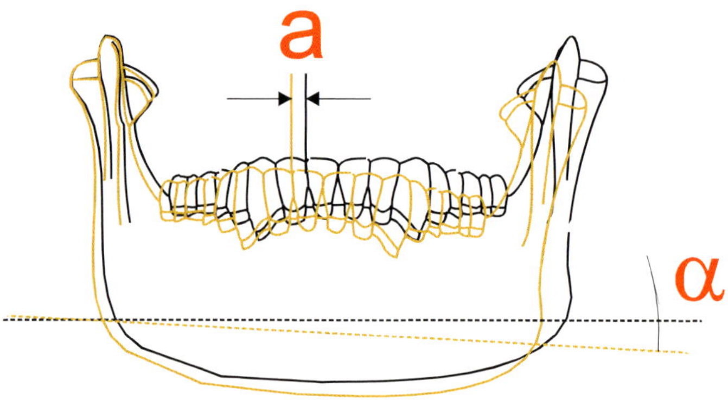

Die Beweglichkeit der Kiefergelenke in drei Dimensionen ergibt eine feine Positionierbarkeit des Unterkiefers, welche zum Fügen der Zahnreihen auch nötigt ist:
Translatiert eine Kondyle nach vorne, so kommt sie gleichzeitig auch tiefer. So kann posterior zu hohen Kontakten ausgewichen werden. Retrudiert eine Kondyle, so kann posteriorer Kontakt auch auf zu niedrigen Kauflächen hergestellt werden.
Unilaterale Translationen sind aber auch mit der Verlagerung der Unterkiefermitte aus der Körpermitte im Schlussbiss verbunden.
Stellt man daher z. B. fest, dass die Mitte des Kinns im Biss nach links verschoben ist, so kann dies Ausdruck einer Kompensation sein, durch die eine zu niedrige Abstützung auf den linken Seitenzähnen ausgeglichen wird.

Unterkiefers gehen daher auch mit einer Veränderung der Neigung einher, mit der dieser zum Schädel steht.

Bei jedem Okklusalkontakt wird die Steuerung dieses Systems über Erfolg oder Misserfolg der Bewegung durch propriozeptive Sensoren unterrichtet. Die Gelenke sind mit solchen Sensoren ausgestattet, deren Aufgabe jedoch hauptsächlich darin liegt, Schädigungen durch ungünstige Öffnungs- oder Exkursionsbewegungen zu vermeiden. Die Muskulatur ist reichhaltig mit Sensoren bestückt, die Rückmeldung über Position, Beschleunigung und Widerstand zur Bewegung geben. Und der „Anschlag“ selbst, die Okklusion, wird über unzählige Sensoren in den Parodontien der Zähne bei jedem Biss wahrgenommen.

Jede Bewegung programmiert so die nächste, jeder Zahnkontakt den nächsten (samt der Bewegung, die erforderlich ist, um diesen zu erreichen).

1 Diskus
2 Posteriorer Randwulst
3 Kondyle des Unterkiefers

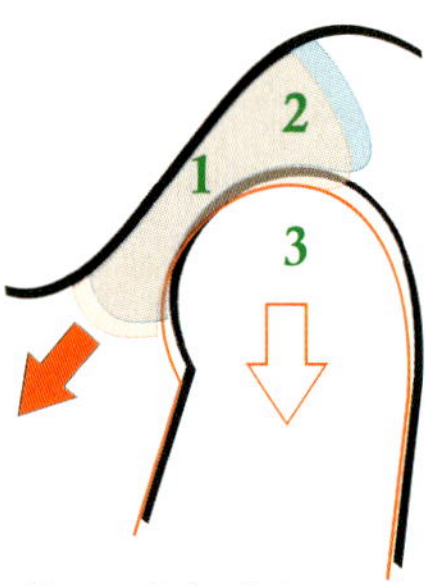

Aber auch durch den Diskus sind die Kiefergelenke in ihrer vertikalen Position einstellbar: Je weiter der posteriore Randwulst in den Gelenkspalt gezogen wird, desto mehr wird die Gelenkkapsel gespannt.

Dieser Bewegungsapparat ist ein System der ständigen Selbstjustierung und –optimierung, was selbst unter den widrigsten Umständen meist so hervorragend funktioniert, dass wir davon gar nichts bemerken! Aufgrund der Sonderstellung des Unterkiefers im Körper sind aber damit die Besonderheiten im Cranio-Mandibulären System nicht erschöpft:

Der Unterkiefer, der mittels seiner Kiefergelenke außerordentlich beweglich mit dem Schädel verbunden ist, hängt muskulär und bindegeweblich zwischen Kopf und Rumpf. Die Stellung des Kopfes zum Rumpf hat daher einen erheblichen Einfluss auf die Art und Weise, in der der Unterkiefer steht und bewegt wird. Man kann dies schnell an sich selbst ausprobieren:

Man setze oder stelle sich gerade aufgerichtet hin, öffne kurz den Mund weit und lasse ihn dann ganz kraftfrei „zuschweben". Dabei achte man auf die

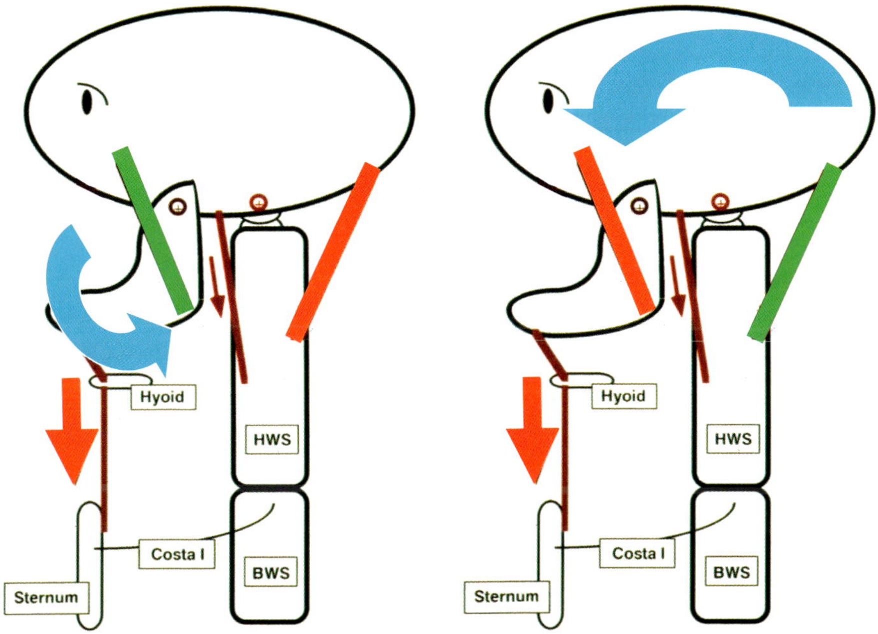

Segmentübergreifende Funktion nach Prof. Neuhuber: Wird die hyoidale Muskelkette (roter Pfeil) angespannt, so öffnet sich der Mund, aber nur, wenn gleichzeitig auch die obere Nackenmuskulatur anspannt und die Elevatoren der Kaumuskulatur entspannen. Ansonsten wird der ganze Kopfbewegt. Aber auch dieses setzt segmentübergreifende Koordination voraus, denn nun muss die Kaumuskulatur den Kiefer festhalten, während die Nackenmuskulatur dem Zug der hyoidalen Muskelkette nachgibt.

Stelle, an der sich die erste Berührung zwischen den oberen und unteren Zähnen einstellt. Einige Wiederholungen des Vorganges geben Aufschluss darüber, ob dieser erste Berührungspunkt immer derselbe ist, oder variiert.

Nun ändere man die Stellung des Kopfes zum Rumpf, indem man den Kopf etwas zu einer Seite neigt, öffne den Mund erneut weit und wiederhole das Experiment. Anschließend erfolgt ein weiterer Durchlauf, bei dem der Kopf jedoch etwas zur anderen Seite geneigt ist oder eine Schulter etwas hoch zum Kopf gezogen wird: Just werden sich andere Zahnkontakte einstellen! Nun kann man die Übung wiederholen, wobei man jedoch den Kopf einmal etwas nach vorne und dann etwas nach hinten neigt.

In der Regel wird man feststellen, dass die Erstkontakte zwischen den Zähnen zu der Seite hinwandern, zu der man auch den Kopf neigt, bzw. weiter nach hinten wandern, wenn man den Kopf zurück neigt und weiter nach vorne, wenn man ihn vorneigt. Wichtig für diese Übung ist, dass man dabei nicht wirklich zubeißt, denn das Bewegungssystem ist sehr wohl dazu in der Lage, den Punkt der maximalen Interkuspidation der Zähne auch bei unterschiedlichen Kopfhaltungen zu treffen. Lässt man hingegen diesen ersten Kontakt eher passiv geschehen, so treten die unterschiedlichen Anpassungen, welche bei den verschiedenen Kopfhaltungen notwendig sind, deutlich zu Tage.

Da der Unterkiefer zwischen Kopf und Torso hängt, ist es nicht verwunderlich, wenn sich dessen Stellung und Bewegung ändert, sobald man deren Relation zueinander ändert. Und schon fallen weitere Puzzleteile auf ihren Platz: Sollte eine ungünstige Haltung des Kopfes zum Rumpf vorliegen, wird es für uns unter Umständen wesentlich anstrengender, die Funktion 1 für das Cranio-Mandibuläre Bewegungssystem zu erfüllen. Auf einfache Weise haben wir auch bereits kennen gelernt, was man eine „segmentübergreifende Kompensation“ nennt: Das Cranio-Mandibuläre Bewegungssystem kann womöglich nichts dafür, wenn eine Skoliose mit ungleich hohen Schultern und einer gestörten Stellung des Kopfes zum Rumpf vorliegt, und dennoch muss es diese kompensieren, wenn es seiner Aufgabenstellung nachkommen möchte. Seine Kompensationsfähigkeit muss also noch über die von uns zuvor erkannten Notwendigkeiten hinausreichen, soll das Gesamtsystem Mensch nicht bei der ersten Haltungsstörung funktionsunfähig werden! Tatsache ist, dass die meisten von uns eine mehr oder weniger große Störung der Körperhaltung aufweisen, unser Cranio-Mandibuläres System aber auch diese klaglos kompensiert, ohne dass wir überhaupt etwas davon bemerken.

Dieser segmentübergreifende Mechanismus stellt jedoch keine Einbahnstraße dar: Erreichen wir z. B. den okklusalen Kraftschluss auf unseren rechten Zähnen nicht so richtig bei einer aufrechten Kopfhaltung, so kann es sein, dass unser Bewegungssystem lernt, dass dies einfacher zu bewerkstelligen ist, wenn wir unseren Kopf etwas zur rechten Seite neigen. Damit verstoßen wir allerdings dann gegen die Gleichgewichtsfunktion, welche Augen und Innenohren wahrnehmen. Und so kann es sein, dass wir einen Kompromiss finden, nämlich, dass wir den Kopf so halten, dass wir den Horizont horizontal sehen, und dabei den gesamten Schultergürtel mitnehmen, um die benötigte Relation zwischen Kopf und Schultern beizubehalten: Eine Skoliose ist „geboren", diesmal von einem ungenügenden Aufbiss auf die rechten Zähne ausgelöst!

Auch dies stellt eine segmentübergreifende Kompensation dar, nämlich eine, bei der das Cranio-Mandibuläre System die Funktion tieferer Segmente beeinträchtigt, um der Erfüllung der eigenen Aufgabenstellung besser nachkommen zu können.

Wieder fallen weitere Puzzleteile an ihren Platz und das Bild wird klarer: Um eine CMD effizient zu therapieren, müssen wir wissen, durch was sie unterhalten wird!

Zweck einer sinnvollen Diagnose muss es daher sein, festzustellen, ob die Symptome, wegen derer ein Patient Hilfe sucht, auf eine Cranio-Mandibulären Dysfunktion zurück gehen, auf eine Dysfunktion an anderer Stelle oder auf irgendwelche anderen Faktoren. Wird eine CMD in diesem eng definierten Sinne festgestellt, beinhaltet deren Diagnose bereits die Erkenntnis, dass eine Therapie des Cranio-Mandibulären Systems erforderlich ist.

Segmentübergreifende Störungen mit Auswirkung auf das Cranio-Mandibuläre System stellen für sich genommen keine CMD dar, jedoch ist es denkbar, dass es im Cranio-Mandibulären System aufgrund solch dauerhafter Fehlbelastungen zu Veränderungen kommt, welche dann sekundär zu einer CMD führen.

Ebenso ist es vorstellbar, dass segmentübergreifende Kompensationen zu einer Akkumulation von Problemen an anderer Stelle führen. Obwohl im engeren Sinne keine CMD vorliegen mag, weil die Regulationsmechanismen im Cranio-Mandibulären System noch eine gute Funktion sicherstellen, kann es sein, dass eine Verringerung der Notwendigkeit zur Kompensation dort dennoch sinnvoll ist, um z. B. die Therapie des Physiotherapeuten zu unterstützen, den der Patient wegen chronischer Nackenschmerzen aufsucht.

Die Diagnose

Schnell wird klar, dass sich Dysfunktionen in diesen Bereichen nicht mit den üblichen Mitteln diagnostizieren lassen. Eine Röntgenaufnahme kann z. B. nur die Form von dichten Geweben darstellen, Umrisse und Aufhellungen zeigen. Bei der Suche nach Karies wegen vorhandener Zahnschmerzen ist dies sehr sinnvoll, weil man Probleme auch dort entdecken kann, wo sie sich dem Augenschein entziehen.

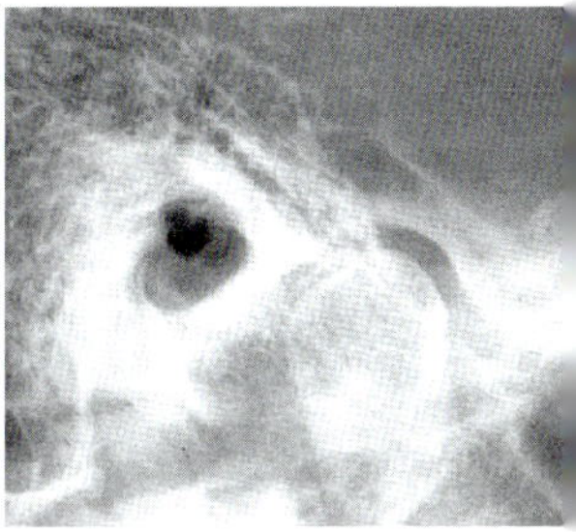

Die linke Gelenkkondyle (oben) hat eine andere Form als die rechte (unten). Der Grund dafür ist aber auf den Aufnahmen nicht zu sehen! Dennoch überrascht es den Eingeweihten nicht, dass die Kieferklemme des Patienten auf der rechten Seite aufgetreten war.

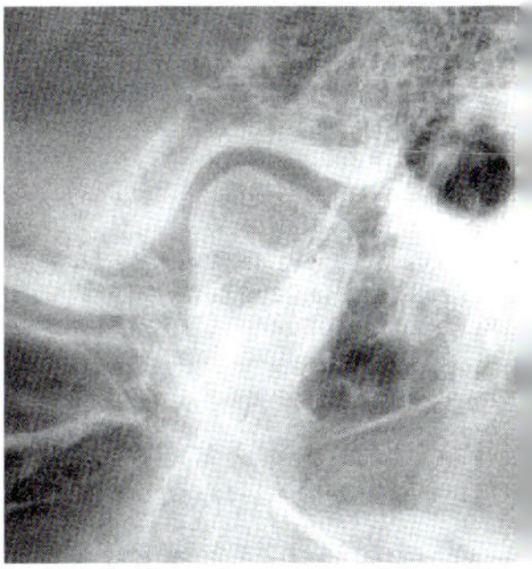

Muskeln, Sehnen und Bänder lassen sich auf Röntgenaufnahmen hingegen kaum darstellen, eher schon mit Hilfe der Kernspintomographie. Aber selbst mit diesem relativ aufwendigen Verfahren lässt sich die Funktion dieser Strukturen kaum oder gar nicht erfassen. Es mag z. B. sein, dass man auf einem kernspintomographischen Bild eine ungünstige Stellung des Diskus im Kiefergelenk erkennen kann. Noch immer kennt man dann aber nicht den Grund dafür, warum der Körper diese Stellung auf solche Weise verändert hat. In Ermangelung einer klaren Vorstellung von CMD sieht sich der Arzt oder Zahnarzt aber schnell geneigt, zu gewohnten Mustern bei der Diagnose zu greifen und setzt bildgebenden Verfahren an die erste Stelle.

Jedoch nehmen die Kiefergelenke auch hier eine Sonderstellung ein. Sie sind Vertreter der ganz wenigen Synovialgelenke im Körper, die mit Faserknorpel überzogen sind, anstatt, wie sonst üblich, mit Hyalinknorpel. Faserknorpel überträgt intraartikuläre Kräfte ganz anders auf das Periost und versetzt die Kiefergelenke in die Lage, ihre Form den chronischen Belastungen anzupassen. Man nennt diesen Vorgang „Remodelling".

Zeigen Röntgenaufnahmen daher selbst erhebliche Veränderungen in der Form der Gelenkkondylen, so sagt dies nichts darüber aus, ob der Patient deswegen irgendwelche Probleme hat. Allgemein ist festzuhalten, dass nur relativ wenige Erkrankungen bekannt sind, bei denen die Kiefergelenke primär die Funktion stören. In Frage hierfür käme z. B. die Polyarthritis, eine Systemerkrankung, bei der viele Gelenke im Körper gleichermaßen degenerative Veränderungen erleiden sowie Tumore und einige weitere vereinzelte Erkrankungen. Diese machen aber nur einen sehr geringen Anteil der CMD-Fälle aus.

In den allermeisten Fällen finden sich Kiefergelenke sekundär durch notwendigen Kompensationen verändert und etwaige Schmerzen stammen in Wirklichkeit von Muskeln, die durch Dauer und Art der notwenigen Kompensation an den Rande ihrer Leistungsfähigkeit getrieben werden.

Die wichtigsten Kriterien bei der Diagnose der CMD sind daher:

1. **Art und Umfang der vorliegenden Kompensationen aufzudecken.**
2. **Zu etablieren, ob diese Kompensationen in einem Zusammenhang mit den Symptomen stehen, deretwegen der Patient Hilfe sucht.**

Erstaunlich scheint, dass dieses trotz der komplexen Symptomatik, mit der die CMD einhergehen kann, oft auch ohne großen apparatetechnischen Aufwand möglich ist. Der Zahnarzt, der die neuromuskuläre Funktion verstanden hat, wird sich jedoch eines ganz anderen Instrumentariums bedienen als dies bisher üblich war, wenn er solche Kompensationen dennoch einmal messtechnisch darstellen möchte. Zum Beispiel wird er vielleicht elektromyographische Messungen einsetzen, um beteiligte Muskeln auf Restverspannungen zu prüfen oder Aufbau und Symmetrie bei der Anspannung zu messen. Eine typische neuromuskuläre Funktionsuntersuchung kann man sich etwa mit folgendem Ablauf vorstellen:

1. **Spezifische Anamnese**
2. **Allgemeine Anamnese**
3. **Haltungsuntersuchung**
4. **Muskeluntersuchung**
5. **Untersuchung der Kiefergelenke**
6. **Intraorale Untersuchung**
7. **Reaktionstests mit gezielter Veränderung einzelner Parameter**

Spezifische Anamnese

Es ist gut, den Kontakt mit dem Patienten mit diesem Punkt zu beginnen, um von vorn herein eine klare Vorstellung davon zu gewinnen, warum er eigentlich Hilfe sucht. Auch dient diese erste Phase der Schaffung einer gemeinsamen kommunikativen Basis, bei der der Zahnarzt ein Verständnis dafür entwickelt, was der Patient spürt und wie er darunter leidet. Dies kann auch mithilfe eines Fragebogens geschehen, den der Patient zuhause sorgfältig ausfüllt, und den der Zahnarzt dann mit ihm diskutiert. Es ist auch wichtig, die Erwartungshaltung des Patienten zu diesem Zeitpunkt einschätzen zu lernen.

Prinzipiell soll auch erfasst werden, ob es in erster Linie um Schmerzen, um Missempfindungen (hier könnte man auch Tinnitus einsortieren) oder um Funktionseinbußen geht. Bei Schmerzen hilft die Diskussion häufig, um mögliche Quellen einzugrenzen: Sind sie pochend (vaskulär), einschießend (neural) oder ziehend (meist muskulär)? Reagieren sie günstig auf Wärme (Vasodilatation, also mehr Durchblutung, z. B. bei Muskelverspannungen) oder auf Kälte (Vasokonstriktion, also weniger Durchblutung, z. B. bei Entzündungen)?

Wichtig bei Schmerzen im Cranio-Mandibulären Bereich ist auch die Erkenntnis, dass die betroffenen Muskeln eine eher geringe Neigung zu primären Schmerzen haben. Selten wird man in der Kaumuskulatur einen richtigen Muskelkater erlebt haben, wie man ihn in Armen, Beinen oder Rücken nach einem ausgiebigen Training kennt! Dafür neigen Kaumuskeln umso mehr zu übertragenen Schmerzen, die in Kopf, Gesicht, Zähnen oder Kiefergelenk wahrgenommen werden, aber gar nicht wirklich von dort stammen.

Geht es in erster Linie um Funktionseinbußen, so müssen diese hinterfragt werden, bis sich der Zahnarzt ein Bild deren Natur machen kann, vielleicht auch bereits mögliche Zusammenhänge vor Augen hat.

Allgemeine Anamnese

Der allgemeine medizinische Hintergrund muss abgefragt werden, damit auch andere Erkrankungen in Betracht gezogen werden können, die ähnliche Symptome unterhalten könnten, z. B. Diabetes, chronische Infektionen (z. B. Herpes und Borrelia) oder auch neurologische Defizite. Kopfschmerzen können zum Beispiel von vielen Belastungen unterhalten werden, bis hin zu Sehstörungen. Die Hinterfragung nach zeitlichen Zusammenhängen, Muster des Auftretens etc. kann hier wertvolle Aufschlüsse geben. Wichtig ist aber auch die Frage nach Unfällen, chirurgischen Eingriffen, Einnahme von Medikamenten, Blutdruck, Schlafstörungen, chronischen Reizungen der Nebenhöhlen und ähnlichen medizinischen Problemen.

Haltungsuntersuchung

Wie bereits beschrieben, kann aufgrund der Neigung der Kondylbahnen der Kiefergelenke die Neigung der unteren Zahnreihe zur oberen verändert werden. Sind beiderseits die seitlichen Zähne etwas zu niedrig, so lässt sich dies dadurch kompensieren, dass der Unterkiefer etwas zurückgezogen wird und so seine Gelenkkondylen nicht nur weiter retral, sondern auch höher stehen.

Ähnlich kann ein einseitig etwas zu niedriger Aufbiss dadurch kompensiert werden, dass die ipsilaterale Kondyle etwas retrudiert wird, während einer einseitig zu hohen Restaurationen ausgewichen werden kann, indem die gleichseitige Kondyle etwas protrudiert wird. All das geschieht automatisch im Rahmen der 1. Aufgabenstellung, wenn das Cranio-Mandibuläre System in der beschriebenen Weise die tiefste und stabilste Verzahnung sucht und der Patient bemerkt hiervon meist nichts.

Nun kann es sein, dass im Laufe von vielen Jahren solche Abweichungen deutlich genug geworden sind, dass die Asymmetrie der Stellung des Unterkiefers zum Cranium offen sichtbar wird. Daher sollte eine neuromuskuläre Funktionsuntersuchung mit der Inspektion des Patienten beginnen. Steht die obere Zahnreihe mittig zum Schädel? Steht im Schlussbiss die untere Zahnreihe mittig zur oberen oder ist eine Abweichung des Unterkiefers aus der Schädelmitte erkennbar?

Ähnlich kann man die sagittale Stellung des Unterkiefers bewerten und die Ergebnisse dann später mit den intraoral festgestellten Zahnbeziehungen nach Angle korrelieren.

Eine solch einfache Inspektion, die höchstens einige Minuten dauert, kann gewichtige Verdachtsmomente ergeben, die selbst bei einer aufwändigen instrumentellen Funktionsanalyse leicht übersehen werden. Man kann solche Beobachtungen auch leicht mit Fotografien dokumentieren bzw. objektivieren.

Segmentübergreifender Kompensationen können sich in einer Veränderung der Kopfhaltung ausdrücken. Auch hier kann eine einfache fotografische Dokumentation sehr hilfreich sein. Werden die Aufnahmen ohne große Paralax- und Winkelfehler erstellt, so lassen sie sich anschließend auch photometrisch auswerten: Man kann die Bipupillarlinie anzeichnen und darauf das Mittellot fällen. Dieses sollte das Gesicht von vorne betrachtet in zwei gleiche Hälften teilen. Ist dies nicht der Fall, sollte man einen Stellungsfehler der Augen in Betracht ziehen, ein Zustand, der mit Kopfschmerzen u. ä. ganz ähnliche Symptome unterhalten kann, wie eine CMD!

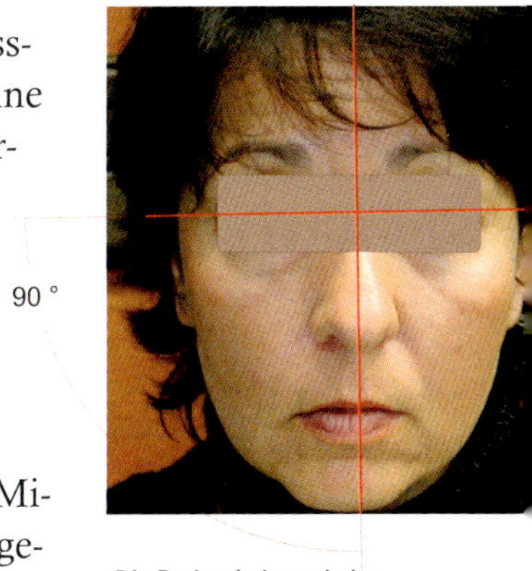

Die Patientin hatte keine Beschwerden, bemerkte aber, dass sie immer schiefer wird.

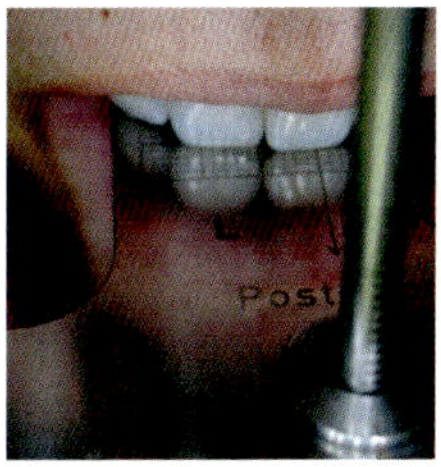

Wird das HeadLines Vermessungsgerät mittig angelegt, so zeigt sich die obere Schneidezahnmitte um 4 mm nach rechts verschoben.

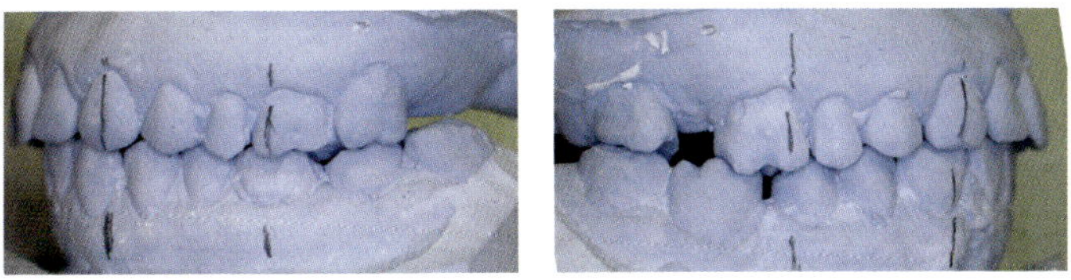

Während die linke Seite neutral in der Angle Klasse 1 verzahnt ist, kippen und wandern auf der rechten Seite Zähne in die unversorgten Extraktionslücken. Dies erfordert über die Jahre immer größere Kompensationen bei der Einnahme des Schlussbisses, der gesamte Unterkiefer verschiebt sich immer weiter nach rechts.

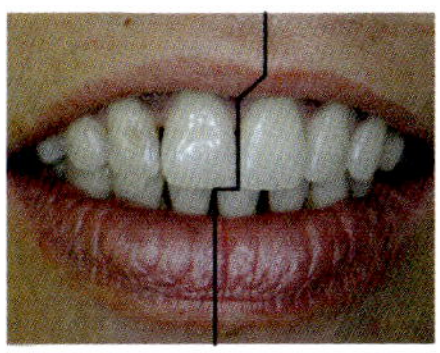

Oberlippe, obere und untere Schneidezahnmitte und Unterlippe zeigen einen progressiven Versatz nach rechts.

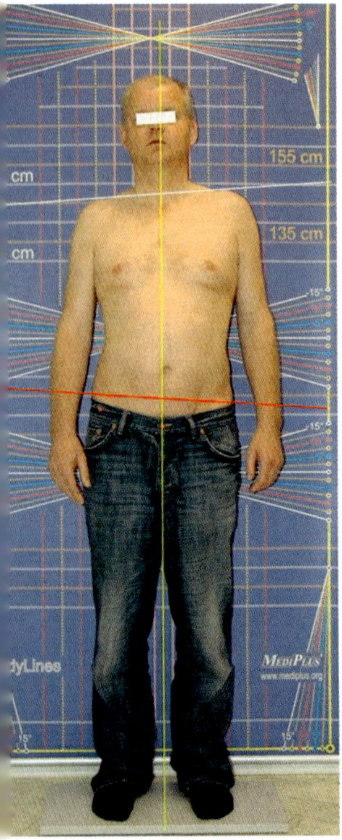

Beckenschiefstand mit C-förmiger Lateralskoliose und asymmetrischer Kopfhaltung.

Auch sollte die Mittellinie des Schädels von vorne mit der Mittellinie des Torso fluchten. Findet man hier einen deutlichen Versatz oder stehen diese Linien in einem Winkel zueinander, so liegt fast immer auch eine Dysfunktion der Halswirbelsäule (CCD) vor, meist mit besonderer Beteiligung der so genannten „Kopfgelenke" (C0-C3).

Natürlich ist die Kopfhaltung nicht unabhängig von der Körperhaltung. Ist die Kopfhaltung verschoben, so muss dies durch die Körperhaltung kompensiert werden. Gibt es ein Problem mit der Körperhaltung, z. B. durch eine Verwringung des Beckens, so muss dies durch die Kopfhaltung kompensiert werden. Die Zusammenhänge zwischen CMD und Körperhaltung sind in meinem Büchlein „Die Cranio-Mandibuläre Orthopädie" detaillierter nachzulesen.

Muskeluntersuchung

Bei der Muskeluntersuchung haben wir hauptsächlich drei Fragestellungen vor Augen:

1. **Liegen myofasziale Triggerpunkte mit Schmerzübertragung in die Region vor, in der die Symptomatik auftritt?**
2. **Sind einzelne Muskeln/Muskelgruppen auffällig druckempfindlich?**
3. **Gibt es auffällige Schwächen in einzelnen Muskeln bei der Anspannung?**

Es ist eine Reihe von Mustern bekannt, bei denen myofasziale Triggerpunkte in Kopf- und Nackenmuskeln Schmerzen in die Stirn und andere Kopfregionen, auf die Kiefergelenke und sogar auf die Zähne übertragen können. Daher ist es wichtig, zu unterscheiden, ob die Symptome überhaupt aus den Strukturen stammen, wo sie wahrgenommen werden oder aus einer anderen Region dort hin übertragen werden.

Will man jedoch Triggerpunkte finden, muss man die Muskulatur weit gründlicher palpieren (abtasten), als dies bei solchen Untersuchungen gemeinhin üblich ist. Hat man einen Triggerpunkt gefunden und reizt ihn, indem man mit der Finger- oder Daumenkuppe darauf reibt, so empfindet der Patient sofort oder mit etwas Verzögerung Schmerzen oder Missempfindungen im Übertragungsgebiet. Oft sind ihm genau diese Schmerzen dann bestens bekannt!

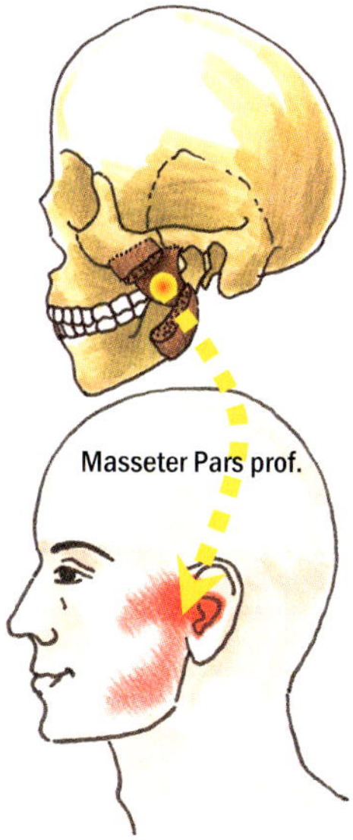

Die Druckdolenz der verschiedenen Muskeln wird nicht auf einer absoluten Skala, sondern relativ zueinander etabliert. Es ist unwichtig, wie ein Patient im Vergleich zu einem anderen bei einem bestimmten Muskel einen bestimmten Druck wahrnimmt, aber es ist wichtig, ob es Muster gibt, die auf asymmetrische Muskelanspannungen hinweisen, welche ihrerseits wiederum einen Hinweis auf eine asymmetrische, also kompensierte, Funktion darstellen.

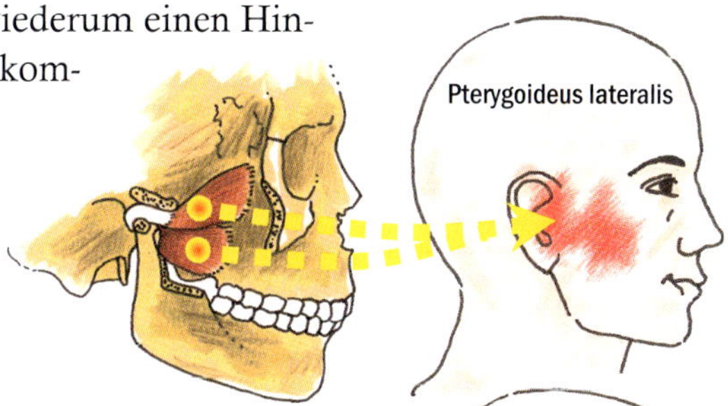

Der versierte Zahnarzt versucht daher bei der Muskelpalpation möglichst ein Muster zu erkennen, welches ihm verrät, in welcher Weise die Muskulatur zur Kompensation gezwungen ist. Solche Kompensationen bleiben vom Patienten meist unbemerkt, seine Muskulatur „weiß“ aber sehr wohl darum, denn sie bildet den Stellmotor für sie. Nicht selten werden Patienten von der extremen Druckempfindlichkeit bestimmter Muskelareale überrascht, daher beginnt man jede Palpation vorsichtig und steigert dann deren Intensität und Tiefe.

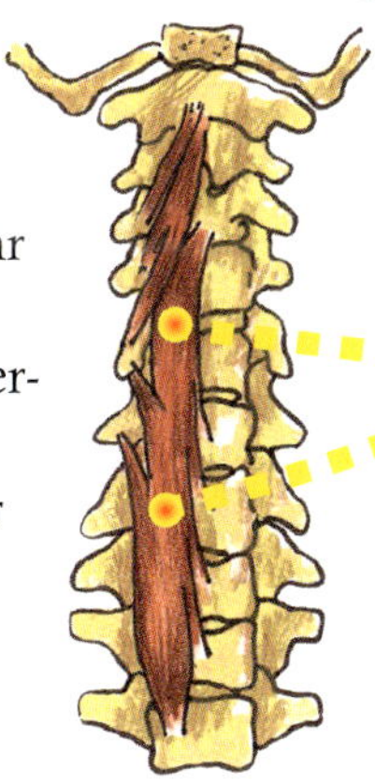
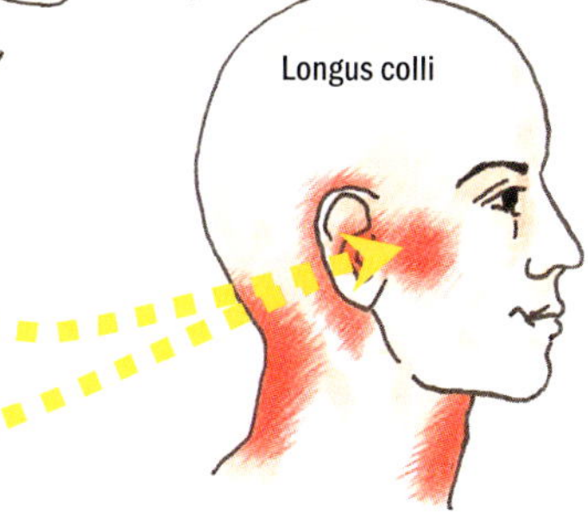

„Kiefergelenkschmerzen“, übertragen aus Triggerpunkten in Kaumuskeln und auch Halsmuskeln.
Abdruck mit Genehmigung der Schrottenbaum Verlagsgesellschaft, Erlangen.

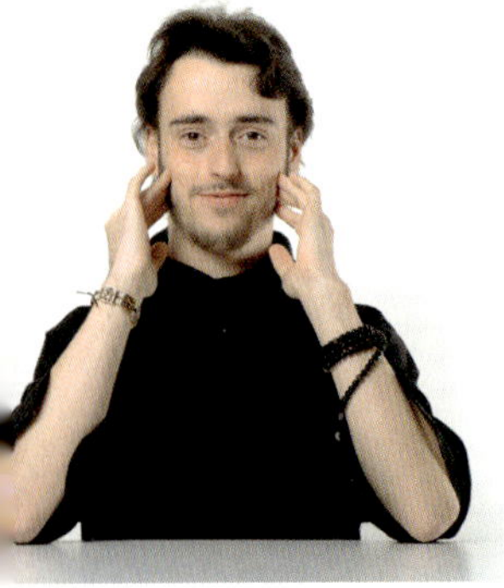

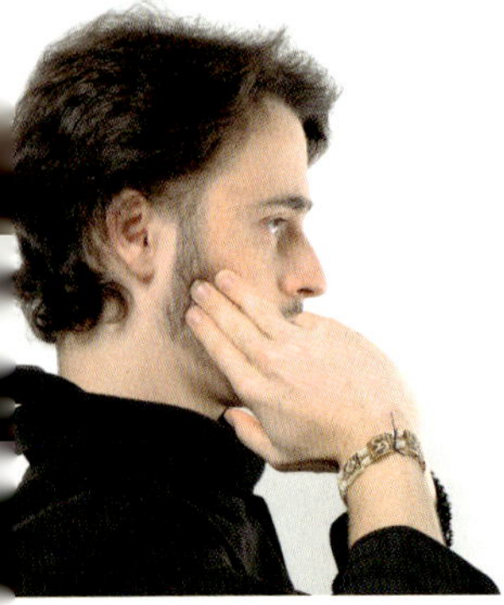

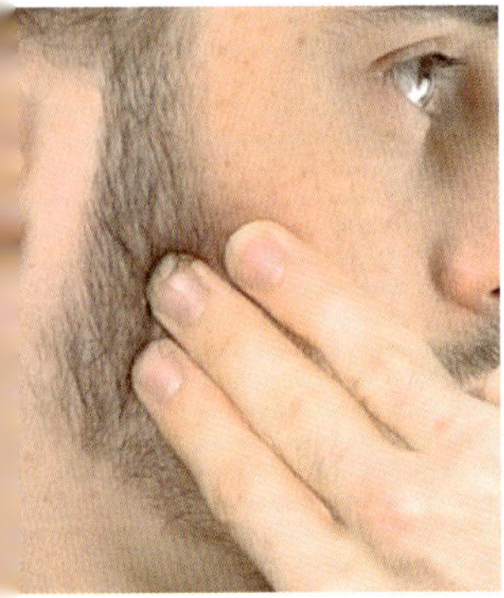

Wie problemlos kann meine Kaumuskulatur mit meinem Biss umgehen?

Auch hier interessiert vor allem wieder die Symmetrie links/rechts. Das beste Beispiel geben die oberflächlichen Bäuche der Mm. masseteres ab, und sie eignen sich auch für einen Selbsttest:

Man taste mit beiden Zeigefingern gleichseitig jeweils den Kieferwinkel unter den Ohren von hinten unten. Nun rutscht man mit den Zeigefingern nach schräg oben um den Unterkiefer herum, bis sie von außen links und rechts symmetrisch im Bereich des Kieferwinkels auf dem Unterkiefer liegen. Der Reihe nach legt man nun auch Ring- und Mittelfinger auf, wobei letzterer nach oben Kontakt mit dem Jochbein bekommen wird. Wir haben nun jeweils drei Finger links und rechts symmetrisch über den Mm. masseteres liegen.

Nun schließt man den Unterkiefer bis zum ersten Zahnkontakt. Langsam, aber ohne Stocken, presst man nun die Zähne immer fester aufeinander, wobei der Unterkiefer möglicherweise noch in seine Bissstellung rutscht.

Mit den Fingern tastet man dabei die Kontraktion der Mm. masseteres, wobei man das Ausmaß der Kontraktion selbst, aber auch den zeitlichen Ablauf derselben links und rechts vergleicht.

Eine Okklusion, die dem Cranio-Mandibulären System keinerlei Kompensationen abfordert, kann in der Regel auch mit einer symmetrischen Muskelaktivität eingenommen werden. Die Interkuspidation der Zähne links und rechts wird ohne Abgleiten gleichzeitig erreicht und die Muskelkontraktion ist links und rechts nicht nur gleich stark, sie entfaltet sich auch gleichzeitig.

Sind Muskeln zu keiner oder nur zu einer verminderten Kontraktion in der Lage, so sind sie entweder erschöpft, atrophiert, inhibiert oder deren neurale Versorgung ist gestört. An dieser Stelle können wir einem der später beschriebenen Reaktionstests vorgreifen und einfach etwas zwischen die Zähne legen: Einen Beißschlauch, Watterollen, irgend etwas, was eine ungünstige Verzahnung ausgleicht. Ergibt sich nun eine symmetrische Muskelkontraktion, so wissen wir sofort, dass unsere Muskeln keine physischen oder anatomischen Defizite haben, sondern lediglich von dem Feedback, das im Biss entsteht, inhibiert werden. Bestimmten Muskeln wird es in diesem Biss also nicht oder nur verspätet gestattet, ihre volle Kraft zu entfalten. Hierdurch wird die übermäßige Fehlbelastung einzelner Strukturen vermieden, eine Art Schutzreflex. Auch diese Vorgänge laufen meist vom Patienten völlig unbemerkt ab!

In einzelnen Fällen kann es sinnvoll sein, solche Zusammenhänge zu objektivieren, tatsächlich zu messen und zu dokumentieren. Hierfür bietet sich dann die **Elektromyographie** an. Die Unterscheidung von vier Parametern ist sinnvoll:

1. Die **Messung des Ruhetonus** verschiedener Muskeln zeigt, in wie fern diese noch in der Lage sind, wirklich loszulassen bzw. auch in der Ruhe noch mit erhöhter Spannung in Kompensationen eingebunden sind .
2. Die **Messung der maximalen voluntären Kontraktion** (mvK) zeigt Ausmaß und Symmetrie der Kontraktionsfähigkeit verschiedener Muskeln. Dies kann auch vergleichend z. B. in unterschiedlichen Bisslagen, erfolgen.
3. Die **Messung der so genannten Rekrutierung** der Muskelfasern zeigt gewissermaßen in Zeitlupe, wie verschiedene Muskeln ihre Kontraktion aufbauen: ob dies gleichzeitig und gleichmäßig geschieht oder mit Verzug und zögerlich, etc.
4. Die **Ermittlung der beteiligten Frequenzen** am EMG-Signal kann Hinweise darauf geben, ob sich vermehrt höher- oder niedrigfrequente Muskelfasern an einer Kontraktion beteiligen und ob sich dieses Verhältnis bei einer anhaltenden Kontraktion rasch ändert, was ein Hinweis auf metabolische Erschöpfung der betroffenen Muskeln sein kann.

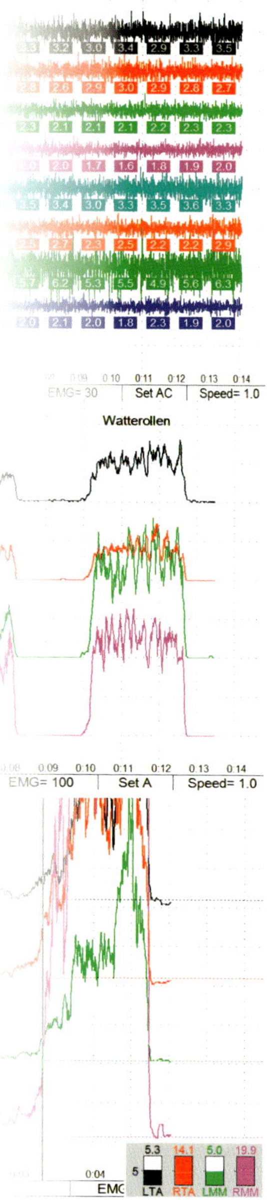

EMG Messungen: Oben Ruhetonus, Mitte maximale Kontraktion, unten Kraftaufbau.

Untersuchung der Kiefergelenke

Eines der typischen Merkmale der neuromuskulären Funktionsuntersuchung ist, dass erst jetzt die Untersuchung der Kiefergelenke folgt, denn der entsprechend ausgebildete Zahnarzt hat verstanden, dass er zuerst das Umfeld kennen muss, in dem die Kiefergelenke ihre Arbeit verrichten. Hingegen steht die Untersuchung der Kiefergelenke meist an vorderer Stelle wenn der Zahnarzt ein mechanisches Funktionsverständnis hat, wie es in der Vergangenheit weit verbreitet gelehrt wurde.

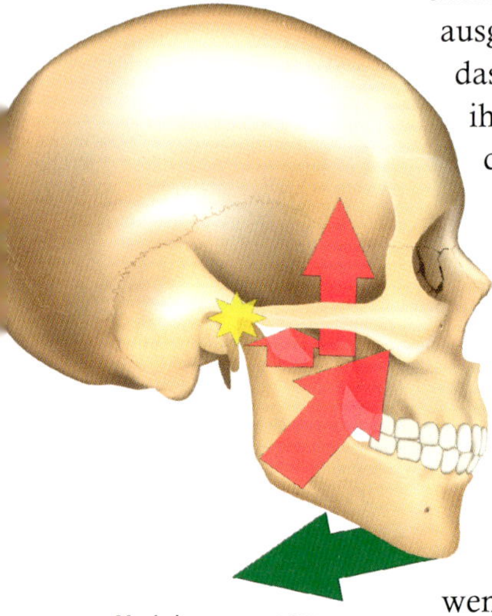

Muskelverspannungen führen zur chronischen Belastung der Kiefergelenke (gelb), da die Kraftvektoren der Elevatoren (rot) und der Depressoren (grün) einander nicht ausgleichen.

Wird dieses Umfeld von asymmetrisch arbeitender und verspannter Muskulatur geprägt, so sind die Kiefergelenke viel höheren Kräften ausgesetzt. Kann die Muskulatur auch in der Ruhe nicht mehr entspannen, so wirken ständig kompressive Kräfte auf die Kiefergelenke, selbst wenn die Zähne gar nicht im Kontakt miteinander stehen. Sind Kiefergelenke jedoch ständig einem erhöhten Druck ausgesetzt und haben keinerlei Pausen von dieser Belastung mehr, so ist es nur eine Frage der Zeit, bis die ersten Veränderungen in den Gelenken erkennbar werden.

Der neuromuskulär orientierte Zahnarzt untersucht also die Kiefergelenke in einer Phase, in der ihm auffällige Krafteinwirkungen aufgrund einer vorausgegangenen Haltungs- und Muskeluntersuchung bereits bekannt sind. So kann er auch die Befunde aus der Gelenkuntersuchung dem Puzzle hinzufügen und das Bild weiter verfeinern.

Prinzipiell sollte die Kiefergelenkuntersuchung zumindest folgende Komponenten beinhalten:

- **Kieferbewegung**: Beobachtung der maximalen voluntären Kieferbewegungen in der Öffnung, beim Vorschub, der Links- und der Rechtsbewegung mit Bewertung der Symmetrie und des Gleichmaßes der Bewegung.
- **Abtasten** der Kiefergelenke bei verschiedenen Gelenkstellungen.
- Die kurze **Perkussion**.

Die Beobachtung der Kieferbewegung durch den Zahnarzt erfolgt am besten aus der 12 Uhr Position, mit dem Patienten im Stuhl leicht zurückgelehnt, so dass die Kinnspitze über die Nasenspitze des Patienten hinweg angepeilt werden kann. Gleichzeitig legt man die Kuppen der Mittelfinger beidseitig auf die lateralen Kondylenpole in der Schlussbissstellung auf und platziert die Zeigefinger jeweils davor unter dem Unterrand des Jochbogens.

So hat man die visuelle Information bei der Beobachtung der Kieferbewegung über die Nasenspitze bei gleichzeitiger palpatorischer Information aus den Händen. Bewegungseinschränkungen, ein sprunghafter Verlauf, etc. werden so schnell erkannt.

Es mag sinnvoll sein, diese Bewegungen wenigstens auf einfache Art und Weise aufzuzeichnen, wie dies mit Hilfe der Bissgabel des HeadLines Vermessungsgerät auf einem Klebeetikett erfolgen kann, auf dem sich die horizontalen Bewegungen dann als ein Pfeilwinkelregistrat abzeichnen.

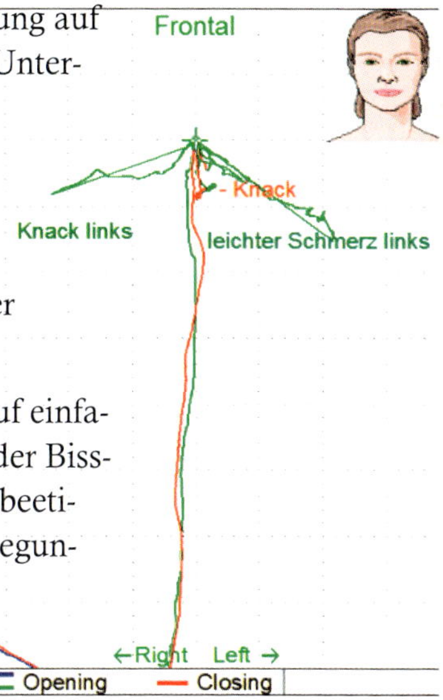

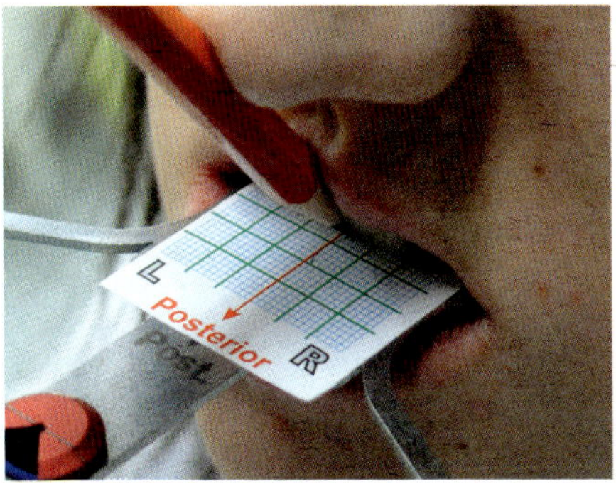

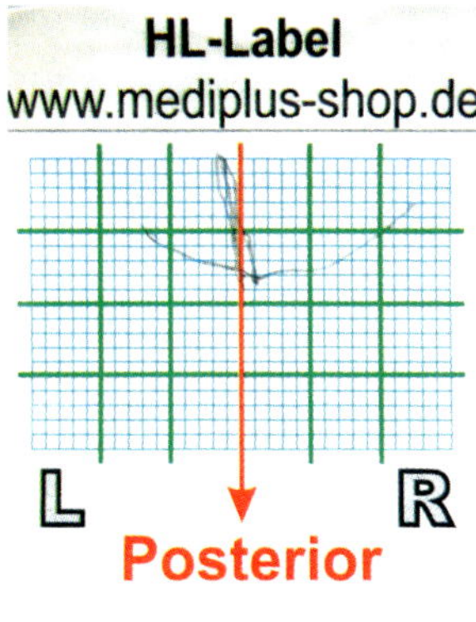

Für die Diagnostik ist die Aufzeichnung manipulierter Grenzbewegungen weniger aufschlussreich als die der ungestörten voluntären Bewegungen. Dies kann auf einfache Weise geschehen (oben), oder elektronisch in drei Dimensionen (oben rechts) und wird durch die Zuordnung von etwaigen Missempfindungen komplettiert.

Aufwändiger aber zugleich auch genauer ist eine berührungslose Registrierung der Unterkieferbewegung mit elektronischen Gerätschaften. In jedem Falle muss darauf geachtet werden, dass die Bewegung durch das Tasten oder Aufzeichnen nicht verfälscht wird.

Das Abtasten der Kiefergelenke bei verschiedenen Positionen erkundet in erster Linie entzündliche Veränderungen in der Gelenkkapsel. Wirkliche intraartikuläre Entzündungen treten eher selten auf. Meist sind diese dann von Schmerzen im Kiefergelenk bei der Bewegung selbst begleitet, und die Schmerzen in den Kiefergelenken sind durch kurzes scharfes Tappen auf die Kinnspitze (Perkussion) provozierbar.

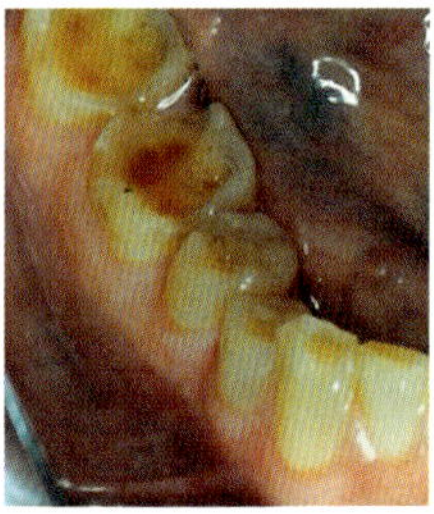

Beim Zähneknirschen geht unter Umständen viel Substanz verloren.

Intraorale Untersuchung

Die intraorale Untersuchung dient in erster Linie der „Spurensuche“. Neben Zeichen von allgemeinen Erkrankungen (Zungenbelag, Entzündungen, Pilzbefall, etc.) gilt unser Augenmerk dabei besonders den Spuren der Parafunktion, Weichgewebsdysfunktion und den Zeichen von notwendigen Kompensationen.

Als **Parafunktion** bezeichnet man eine unerwünschte Funktion, die meist zwanghaft und übermäßig durchgeführt wird und selbstzerstörende Auswirkungen hat. In erster Linie stehen hier Zähneknirschen und -Pressen.

Nicht selten werden diese beiden Parafunktionen einfach in einen Topf geworfen und dem Stress zugeschrieben, jedoch unterscheiden sich diese Vorgänge grundlegend voneinander:

Das **Zähneknirschen** ist eine bewegende Parafunktion, die außerhalb, manchmal weit außerhalb der Bissposition stattfindet. Hierfür werden die Muskeln benutzt, die den Kiefer in der Horizontalen bewegen, meist nach vorne, oder schräg zu einer Seite, allen voran der M. temporalis. Beim Zähneknirschen wird aktiv Zahnsubstanz abgetragen. Der Knirscher tut etwas, wenn auch unwillkürlich, und oft wird nach einer erfolgreichen Muskelentspannung offensichtlich, was sein Bewegungssystem so „aufregt“.

Anders beim **Zähnepressen**: Es wird nichts bewegt, sondern in der maximalen Interkuspidation still gekrampft, oft anhaltend bis zur Erschöpfung. Es wird keine Zahnsubstanz abgetragen, und es ist dies auch keine horizontale Parafunktion, sondern eine vertikale, für die allen anderen voran die Mm. masseteres und Mm. pterygoidei benutzt werden. Den ausgeprägten Presser erkennt man auf den ersten Blick an seinen ausladenden Wangen, welche durch die Hypertrophie der übertrainierten Massetermuskeln entstehen.

Auf der Suche nach Zeichen einer ungünstigen Gebissentwicklung kann man mit der Kontrolle der Ausrichtung der Kauebene zum Schädel beginnen, wobei man auch gleich vermessen kann, ob die obere Schneidezahnmitte in der Schädelmitte liegt oder nicht. Weiß man dies, so fällt es relativ leicht, zu erkennen, ob die untere Schneidezahnmitte beim Schlussbiss zum Schädel mittig oder verschoben steht. Verschiebungen der Zähne im Kiefer muss man hierbei sorgfältig unterscheiden von Verlagerungen des gesamten Unterkiefers, z. B. aufgrund der beschriebenen Kompensationen.

Ein wichtiger Faktor bei der CMD scheint auch die Schneidezahnstellung: Je steiler die Schneidezähne stehen, desto schwieriger wird es oft, das Fügen der Kauflächen mit entspannter Muskulatur zu bewerkstelligen. Die Schneidezähne spielen als „Tastzähne“ überhaupt eine wichtige Rolle bei der Programmierung von Bewegungsabläufen. Vorkontakten auf den Schneidezähnen weicht man besonders schnell und nachhaltig aus und nimmt dabei nicht selten die Kompression der Kiefergelenke nach retral in Kauf, wobei auch

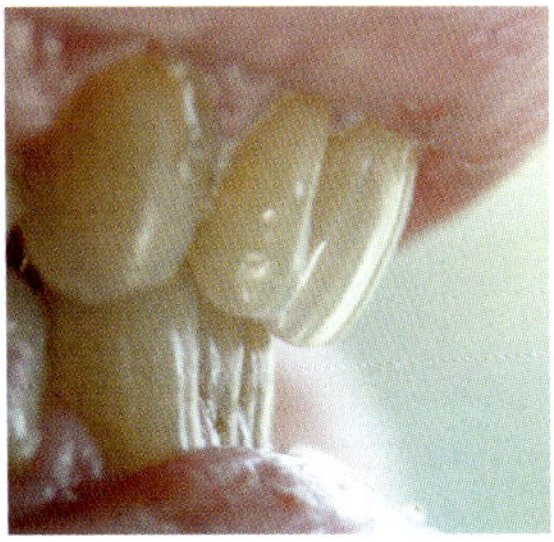

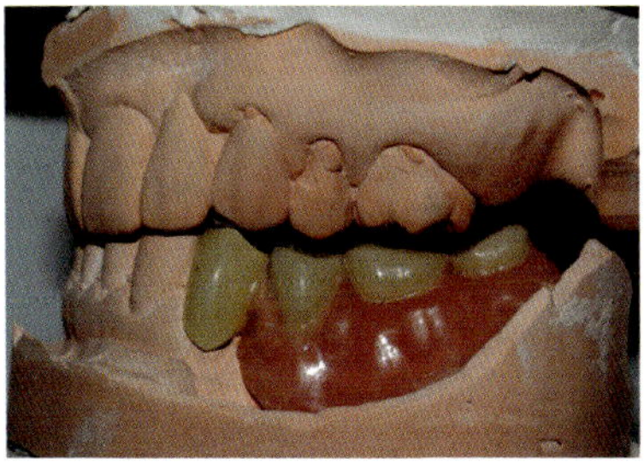

Steile Schneidezähne: Die geringste Protrusion führt sofort zum Verlust des Seitenzahnkontaktes. Was man früher in der Gnathologie als günstig ansah, erschwert in Wirklichkeit die Kompensation!

diese Vorgänge vom Patienten so gut wie nie wahrgenommen werden.

Im Verlauf der intraoralen Untersuchung werden daher systematisch Hinweise aufgenommen, die auf Kompensationen der Bisslage nach retral, anterior, links, rechts oder vertikal (Tiefbiss) hinweisen.

Einen häufigen Grund solcher Fehlentwicklungen stellen Weichgewebsdysfunktionen dar. Bei der chronischen Mundatmung muss z. B. der Mund ständig offen und die Zunge von ihrer neutralen Position im Gaumen fern gehalten werden, damit der orale Luftweg frei ist. Geschieht dies während der Entwicklung der Zahnbögen, so wird der Oberkiefer in seiner Breitenentwicklung zurück bleiben, wodurch sich eine Verzahnung ergeben kann, bei der Höcker auf Höcker treffen würde, und der Unterkiefer irgendwann seitlich in einen unilateralen Kreuzbiss abgleitet. Erst bei einem massiven Breitendefizit im Oberkiefer ist auch ein bilateraler Kreuzbiss möglich, bei dem der Unterkiefer theoretisch mittig funktionieren kann.

Engstand der Schneidezähne: Meist kein Zufall und auch nicht das Resultat schiebender Weißheitszähne. Der untere Zahnbogen würde nicht in den oberen passen, wäre er voll ausgeformt. Kann der Unterkiefer nicht mehr weiter nach retral ausweichen, muss sich der untere Zahnbogen durch Verschachtelung der Frontzähne verkürzen: Ein Hinweis auf einen nach retral kompensierten Biss.

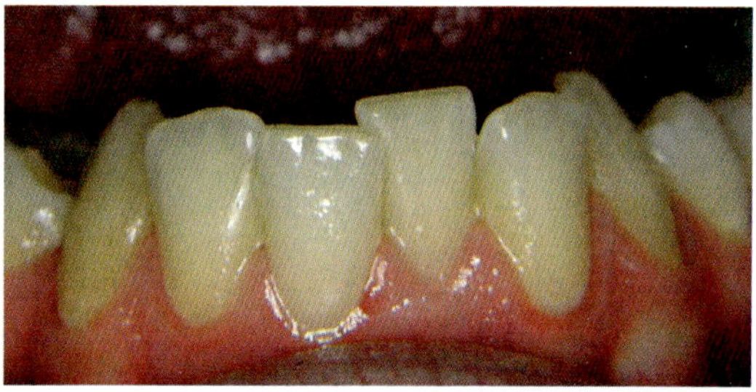

Man kann beim Biss wie bei der Körperhaltung davon ausgehen, dass eine optimale Entwicklung nur bei einem Wachstum ohne Störeinflüsse möglich ist, was in unseren Breiten eher eine Seltenheit darstellt. Die meisten Bisse in der Bevölkerung werden Kompensationen aufweisen, wie auch die meisten Körperhaltungen. Das alleine macht vielleicht anfälliger für eine CMD (oder Rücken- und oder Nackenschmerzen), aber viele Menschen haben dennoch mit solchen Kompensationen kein Problem, ja wissen gar nichts davon!

Man könnte das Cranio-Mandibuläre System gar als ein Kompensationssystem par excellence betrachten! Das Vorliegen von Kompensationen bedingt daher noch lange keine CMD, vor allem, wenn man die Kompensation als eine der Aufgabenstellungen, also als eine Funktion, des Cranio-Mandibulären Systems betrachtet.

Bekommt jedoch ein Patient Beschwerden, die den Verdacht nahelegen, dass sein Cranio-Mandibuläres System den Aufgaben der Kompensation nicht mehr gewachsen ist, so wird es interessant sich zu verdeutlichen, in welchen Dimensionen und Ausmaßen solche Kompensationen bereits abgelaufen zu sein scheinen, was durch den beschriebenen Untersuchungsablauf sichergestellt wird.

Bevor man die Diagnose einer CMD aber wirklich gesichert aussprechen kann, muss die Verbindung zwischen den gefundenen Kompensationsmustern und den tatsächlichen Beschwerden des Patienten dargestellt werden können. Das heißt nichts anderes, als dass eine CMD erst dann wirklich bewiesen und damit behandlungsbedürftig ist, wenn gezeigt werden kann, dass eine Auflösung der Kompensationsmuster zumindest zu einer Reaktion im Beschwerdebild des Patienten führt.

Manchmal hört man auch von einer „stummen CMD“. Gemeint ist eine Dysfunktion im Kausystem, welche zwar hier zu keinen Beschwerden führt, aber segmentübergreifend andere Funktionskreise derart stört, dass es dort zu Symptomen kommt. Auch hier ist der okklusale Therapiebedarf gegeben, sobald dargestellt werden kann, dass okklusale Veränderungen Einwirkung auf das Beschwerdebild dort haben.

Der zweite Teil der Diagnose besteht daher aus dem Test der vorläufigen Diagnose, welche die Hypothese darstellt, dass der Patient seine Beschwerden aufgrund der gefundenen Kompensationen hat.

Tests mit gezielter Veränderung einzelner Parameter

Nehmen wir an, die Untersuchung habe die Vermutung ergeben, dass die Kompensation der Bisslage nach retral segmentübergreifend auch eine Kopfvorhaltung unterhält, welche für die chronischen Nackenschmerzen verantwortlich ist, derentwegen der Patient Hilfe sucht. Jetzt sollte der Auflösung der Bisskompensation auch die Auflösung der HWS-Kompensation, und somit der Beschwerden im Nacken, folgen. Statt voller Hoffnung in dieser frühen Phase bereits in einen kostspieligen volladjustierten Bissbehelf zu investieren, mag es sinnvoller sein, die Stimmigkeit dieser „diagnostischen These" erst einmal zu prüfen. Dieser Test besteht aus einer Veränderung des Aufbisses mit einfachen Mitteln und der Beobachtung des Patienten hinsichtlich der zu erwartenden Reaktionen. Stellen diese sich nicht ein, so wurden offensichtlich die Zusammenhänge nicht richtig erkannt, oder es liegen noch unerkannte Faktoren vor, welche die erwünschte Reaktion blockieren.

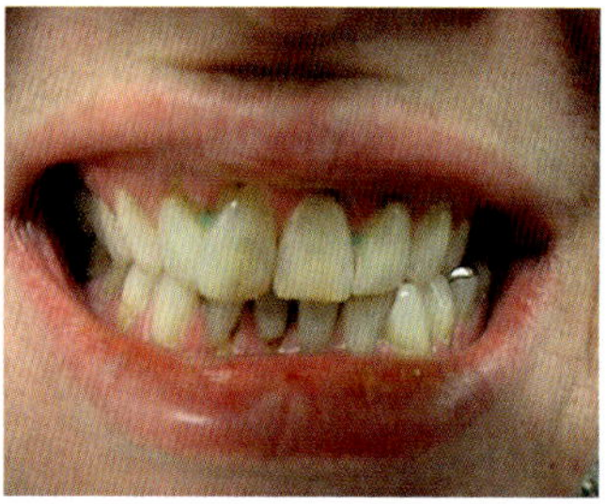

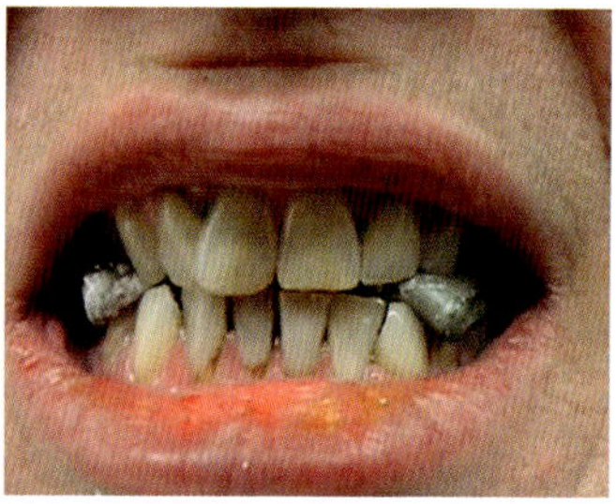

Nach Zwischenlegen von Watterollen für 20 Minuten biss dieser Patient spontan mittig in das Wachs, obwohl er keinen Spiegel hatte und nicht sehen konnte, wie die Mittellinien zueinander standen.

Am einfachsten erfolgt ein solcher Test durch Einlegen von in der Zahnarztpraxis üblichen Watterollen zwischen die Zahnreihen. Diese können von manchen Patienten allerdings nicht lange getragen werden. Daher empfiehlt sich als ausgereiftere Variante ein Beißschlauch aus lebensmittelechtem Silikon. Wirksamer und doch vorgefertigt (es werden keine Abdrücke und Modelle benötigt) dürfte der Aqualizer sein, der aus zwei miteinander verbundenen Wasserpolstern besteht, deren Druck sich ständig zwischen der linken und rech-

Das Wirkprinzip des Aquaizers: Zwischen den Seitenzähnen liegen wassergefüllte Polster, die miteinander verbunden sind.

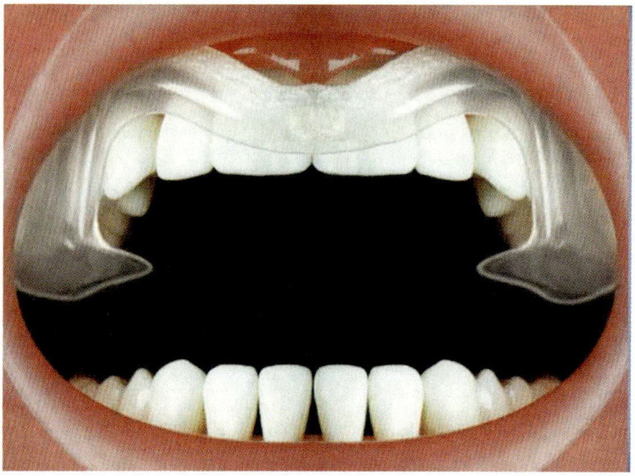

ten Kammer egalisiert, wodurch ein dynamischer Ausgleich des Kraftschlusses bei jeder Kieferstellung erfolgt, was die Auflösung von Kompensationen beschleunigt.

Man muss nun unterscheiden, welche Art von Test man durchführen möchte:

- Reflextest
- Reaktionstest
- Längere „Entwöhnung" aus dem kompensierten Biss bei Beobachtung von Veränderungen der Symptomatik sowie von begleitenden anderen Reaktionen.

Es gibt verschiedene **Varianten von Reflextests**, z. B.:

Meersseman Test: Man stellt den Beckenstand im Stehen durch gleichzeitiges Ertasten der Spinae ileacae anteriores superiores (SIAS) fest. Dann legt man z. B. einen Aqualizer (ursprünglich einen Holzspatel) zwischen die Zahnreihen und gibt dem Haltungssystem etwas Zeit, um sich neu einzustellen, z. B. indem der Patient etwas herumläuft. Nun tastet man erneut die SIAS am Becken. Stellt sich ein zuvor schiefes Becken nach Unterbrechung der Okklusion gerade, so wird dies als der Beweis dafür gesehen, dass die Ursache für das schiefe Becken im Biss zu suchen sei.

Patrick-Kubis Test: Der Patient liegt auf dem Rücken und beißt die Zähne zusammen. Ein Bein liegt ausgestreckt auf der Liege, das andere wird aufgestellt, so dass der Fuß etwa neben dem Knie des liegenden Beines steht. Das Knie des aufgestellten Beines lässt man nun nach außen fallen während man den Beckenkamm auf der gegenüberliegenden Seite manuell stabilisiert, so dass es gerade auf der Liege bleibt. Man misst den Winkel, der zwischen dem angewinkelten Knie und der Liegefläche bleibt. Ggf. ermittelt der Therapeut auch durch leichten Druck auf das Knie in Richtung Liege die Resilienz (das so genannte „Endgefühl"). Fällt das Knie nach Unterbrechung des Zahnkontaktes weiter, ergibt sich also eine größere Beweglichkeit im Hüftgelenk wenn der Patient seine Zähne nicht im Biss fügt, so wird dies als der Beweis für die negative Auswirkung des Bisses auf die Reflektorik und Motorik der Hüfte und somit des ganzen Körpers gewertet.

HWS-Rotationstest: Der Tester steht mittig hinter dem ebenfalls stehenden Patienten und fixiert dessen linke und rechte Schulter jeweils mit einem ausgestreckten Arm. Der Patient dreht den Kopf so weit wie möglich nach rechts und nach links. Bewertet wird Ausmaß und Symmetrie der Kopfdrehung bei unterschiedlichen Biss-Situationen.

Konvergenztest: Auf ähnliche Weise lassen sich mögliche reflektorische Auswirkungen auf die Stellmotorik der Augen testen.

Man hält ein Objekt, das man leicht im Blick behalten kann, z. B. das Ende eines Bleistiftes mit Radiergummi, mittig vor die Augen des Patienten. Dieser hält den Kopf aufrecht, also weder vor- noch zurückgeneigt und auch nicht verdreht. Man beginnt in einer Distanz, in der es für die Augen noch leicht ist, den Gegenstand zu fixieren (etwa 50 cm) und führt ihn nun in einer gleichmäßigen horizontalen Bewegung auf den Mittelpunkt zwischen den Augen zu. Dabei werden die Augen des Patienten beobachtet, die gleichmäßig nach innen konvergieren sollten, um das Objekt mit beiden Augen im Blick zu behalten. Oft wird man sehen, dass ein Auge deutlich vor dem anderen diese Konvergenz aufgibt und das Objekt nurmehr mit dem anderen Auge im Blick gehalten wird. Sobald ein solches Muster mit den Zähnen im habituellen Biss gefügt etabliert ist, wird der Test wiederholt, diesmal mit einem durch ein geeignetes Medium gesperrten Biss. Ein gleichmäßigeres Konvergenzmuster gilt als weniger gestört.

Kinesiologie nach Goodheart: Die Kinesiologie beruht auf der Annahme, dass sich Störungen im Körper als Schwäche manifestieren. Die „Angewandte Kinesiologie", wie sie auch genannt wird, ist ein umfangreiches Gedankengebäude, quasi eine Welt für sich, deren Beschreibung den Rahmen dieses Büchleins bei weitem sprengen würde. Daher soll hier eine extrem kurz gehaltener Umriss genügen: Man benutzt zum Muskeltest z. B. den waagerecht ausgestreckten Arm des Patienten, bei Bedarf jedoch durchaus auch wesentlich kräftigere Muskelgruppen. Der Therapeut drückt den Arm in unserem Beispiel mit wachsendem Druck nach unten, bis der Patient nicht länger standhalten kann. Ist diese Grenze bei unterbrochener Okklusion deutlich später erreicht, als beim Fügen der Zähne in der habituellen Okklusion, so wird dies als Beweis dafür gewertet, daß der bestehende Biss den Körper schwächt.

Manche Kinesiologen wenden dieses Verfahren auch an, um eine bessere Kieferstellung zu identifizieren. Hierzu wiederholt man dann die entsprechende Testung schrittweise in verschiedenen Bisshöhen, bei unterschiedlichen Kieferstellungen in der Sagittalen oder mit unterschiedlich dicken Blättchen, welche zwischen die rechten und linken Seitenzähne gelegt werden.

Physioenergetik nach van Assche: Nicht unähnlich der Kinesiologie ist hier das Grundaxiom, dass Störungen im Körper dessen Resilienz beeinträchtigen. Stellvertretend sei der Beinlängenreflextest erwähnt: Der Patient liegt auf dem Rücken und der Therapeut umfasst beide Fußknöchel. Unter gleichmäßigem Zug Richtung Fußsohlen hebt er nun die Beine des Patienten mittig von der Unterlage ab und lässt sie wieder zurücksinken. Beobachtet wird, ob die Fußknöchel durch das Manöver auf gleiche Höhe kommen oder ob sich eine ungleiche Beinlänge ergibt. Der gleiche Test kann auch statt mit den Beinen mit den Armen durchgeführt werden. Prinzipiell werden Veränderungen (z. B. im Biss) als positiv bewertet, die eine bessere Symmetrie des Tests ergeben. Allerdings können einzelne Patienten u. U. auch gegensinnig reagieren und müssen vorbereitend zur Testung erst ausgeglichen werden.

Für etliche Autoren stellen solche Tests bereits die wesentliche CMD-Diagnostik dar. Da meist aber nicht bekannt ist, wie viele Kompensationsmechanismen zwischen der Messstelle und dem Reiz aktiv sind, bzw. wie viele Blockaden eine korrekte Reaktion verhindern, funktionieren diese Tests im Sinne einer **„Blackbox“:** Der Reiz stellt den Input dar, der Reflex die Antwort bzw. den Output. Welche „Signalverarbeitung“ im Einzelnen zum Output geführt hat, ist nicht bekannt. Wie leicht zu verstehen ist, kann dies alleine eine etwas dürftige Basis für möglicherweise folgenschwere und kostspielige Entscheidungen darstellen. Lieber sehen wir solche Testresultate als weitere Puzzlestücke, die wir in unser Bild einfügen, um es zu verfeinern oder uns zu warnen, wenn sie nicht passen, in den Fällen nämlich, in denen wir versuchen uns ein Bild zusammenzubasteln, das nicht zum Puzzle passt.

Mit **Reaktionstests** können wir Kompensationsmuster unmittelbar beobachten:

Hat die Untersuchung z. B. eine kompensierte Haltung des Unterkiefers nach rechts ergeben, so kann man u. U. schon nach relativ kurzer Zeit eine Veränderung hin zur Mitte beobachten, wenn durch das zwischen die Zähne gelegte Medium die Notwendigkeit zur Kompensation der Kieferhaltung ausgeschaltet wurde. Verändert sich die Kieferhaltung alleine durch die Sperrung des Bisses nicht, so kann man testen, ob eine solche Reaktion infolge einer Deblockierung anderswo in der Haltungskette ausgelöst werden kann.

Selbst wenn eine deutliche Verlagerung des Unterkiefers, z. B. 5-10 Minuten nach Einlegen eines Aqualizers, nicht zu beobachten ist, so kann man an einer etwaigen Veränderung der ersten kraftfreien Zahnkontakte bei aufgerichteter Haltung, wenn der Aqualizer wieder herausgenommen wird, einen Trend erkennen. Im obigen Beispiel wäre z. B. ein Erstkontakt am linken Eckzahn durchaus ein Indiz dafür, dass der Unterkiefer sich auf dem Aqualizer bereits etwas nach links (und somit mittiger) orientiert hat, auch wenn dies mit bloßem Auge vielleicht noch nicht sichtbar ist.

Der Spekulation ganz entrinnen kann man durch die längere Entwöhnung aus der habituellen Bisslage. Wird ein Beißschlauch oder ein Aqualizer über mehrere Stunden, oder gar über Nacht, getragen, so erhält der Körper die Gelegenheit, sich grundlegend neu einzustellen. Im Grunde möchte man das gleiche Phänomen auch mit einem Aufbissbehelf erreichen, jedoch liegt der Aqualizer fertig vor und es muss noch keine Entscheidung zu einer bestimmten Bissposition gefällt werden, denn der Aqualizer passt sich dynamisch an jede beliebige Kieferstellung an.

Sind die Symptome des Patienten nach einer Woche vermehrten Aqualizer-Tragens nicht deutlich in Bewegung gekommen, so stehen die Aussichten schlecht, dass mit einem aufwendigen individuell angepassten Bissbehelf im momentanen Zustand viel zu erreichen ist. Vielleicht basieren die Symptome des Patienten doch nicht auf einer CMD, auch wenn Kompensationen im Biss imponieren, vielleicht liegen auch funktionelle Blockaden vor, die eine Reaktion momentan verhindern und vorbereitende Therapieschritte außerhalb der Okklusion unumgänglich machen. In diesem Falle sollte man die Diagnostik nicht als abgeschlossen betrachten, sondern offen halten.

Sind mit einem Aqualizer bereits deutliche Verbesserungen der Symptomatik zu erzielen, so stehen die Aussichten sehr gut, dass mit einem individuell gefertigten Bissbehelf mindestens ebenso viel erreichbar ist, wenn nicht gar noch mehr.

Initiale Therapie

Initiale therapeutische Schritte können z. B. die verspannte Muskulatur unmittelbar adressieren. Chronisch verspannte Muskeln weisen im Allgemeinen folgende Probleme auf:

1. Chronische Anspannung, praktisch nie wirkliche Entspannungsphasen mit Rückkehr der Muskelzellen zu ihrer entspannten Ruhelänge.
2. Dadurch andauernde Krafteinwirkung auf das dazwischen liegende Gelenk (chronische Kompression).
3. Aufgrund der chronischen Anspannung werden die Filamente in einem verkürzten und verdickten Zustand gehalten, was die chronische Kompression von Strukturen im Muskel (Kapillargefäße, Lympgefäße, etc.) und um den Muskel herum (Nerven, Gefäße, etc.) aufrecht erhält.
4. Dadurch Blutarmut und Sauerstoffmangel, sowie Säurestau im Muskel und Dysfunktion der komprimierten Strukturen (z. B. Zungenbrennen bei Dauerkompression des N. lingualis, einschießende Missempfindungen im Unterkiefer durch Dauerkompression des N. alveolaris inf., etc).
5. Je mehr Muskelpartien aufgrund des Sauerstoffmangels auf die anaerobe Glycolyse zur Energiegewinnung umstellen, desto mehr Säuren werden gebildet. Aerob resultiert ein Glycose Molekül in 32 ATP Molekülen, anaerob in lediglich 8 plus einer Menge „Säureabfall“!
6. Solchermaßen chronisch geschädigte Muskeln neigen vermehrt zu entzündlichen Reaktionen und Muskelschmerzen. In der Kaumuskulatur kommt es dabei zu vermehrter myofaszialer Schmerzübertragung, wenn sich Triggerpunkte ausbilden.

Jeder, der z. B. von Rückenschmerzen geplagt ist, dürfte die wohltuende Wirkung von Wärme kennen. Sie wirkt gefäßvergrößernd und somit durchblutungsfördernd und schafft so etwas Abhilfe aus der metabolischen Krisensituation in der betroffenen Muskulatur.

Jeder solchermaßen Betroffene dürfte auch die Erfahrung gemacht haben, dass drei Dinge schlecht vertragen werden:

- Kälte, weil sie, gegenteilig zur Wärme, die Durchblutung noch weiter verringert.
- Anstrengende Belastung, weil die betroffene Muskulatur erschöpft ist.
- Bewegungsarmut, z. B. beim Anstehen an Kassen, etc., weil sich die betroffene Muskulatur zusehends weiter verkrampft und mehr schmerzt.

Was hingegen meist lindernd wirkt, das ist die leichte, nicht angestrengte Bewegung. Muskeln haben nämlich den Automatismus eingebaut, dass je mehr sie sich bewegen, desto mehr auch deren Kapillarsystem gepumpt wird. Die Bewegung, möglichst ohne viel Kraft, ist etwas, wovon verspannte Muskeln daher profitieren!

CMD-Patienten verfallen hier nicht selten in einen Teufelskreis: Sie haben Schmerzen und versuchen, diese zu vermeiden, indem sie sich weniger bewegen. Vielleicht geben sie gar ihren Lieblingssport auf und unternehmen gar nichts mehr, bewegen auch ihren Kiefer kaum mehr. Chronische Muskelverspannungen und Gewebsübersäuerung können sich so langsam immer weiter steigern und aus einem ehemals vitalen Menschen gleichsam ein Wrack machen!

Gerade hier setzt auch die wohltuende Wirkung der Massage an: Unbeweglich gewordene Gewebe werden passiv durch die Energie des Masseurs bewegt und mobilisiert. Nicht selten empfiehlt der versierte Masseur seinem Patienten, nach der Massage viel zu trinken, damit die freigesetzten „Toxine" ausgeschwemmt werden. Gemeint sind hier eben die Säuren, die manuell aus den betroffenen Geweben ausgemolken werden und bei einer wirksamen Massage durchaus beachtliche Größenordnungen erreichen können.

Es gibt auch eine elektrische Therapiemodalität, die einen versierten Masseur natürlich nicht ersetzen kann, lokal aber dennoch hochwirksam ist: Eine Sonderform der TENS (Transcutane Elektrische Neural-Stimulation). TENS wird vor allem in der Schmerztherapie routinemäßig eingesetzt, um ein Reizgebiet mit hochfrequenter, nicht als schmerzhaft empfundener Stimulation zu überfluten, so dass die Schmerzsignale darin untergehen. Statt der lästigen Schmerzen verspürt der Patient nur mehr das Kribbeln des TENS-Gerätes, im Vergleich ein angenehmes Gefühl.

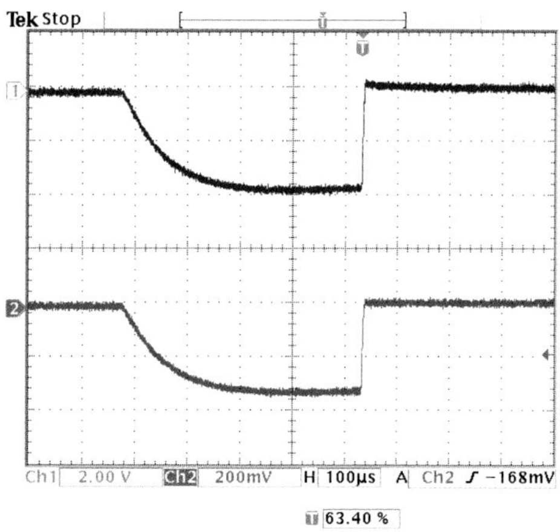

In Reihenversuchen optimierte Impulsform für die Muskelentspannung durch niedrigfrequentes TENS.

TENS kommt häufig auch in der Physiotherapie angewandt, um Muskelschwund vorzubeugen. Hierfür werden Muskeln zu intensiven Kontraktionen stimuliert, die sich aufbauen, eine Weile anhalten und dann wieder abklingen. Diese Belastung ist nötig, um den Reiz zum Erhalt der Muskelmasse zu setzen, überfordert aber einen chronisch verspannten und erschöpften Muskel schnell. Für diesen speziellen Zweck hat Dr. Bernard Jankelson eine eigene TENS-Modalität entwickelt, die noch wenig bekannt ist, obwohl sie weltweit seit über 40 Jahren in der Myozentrik mit überraschend gutem Erfolg eingesetzt wird.

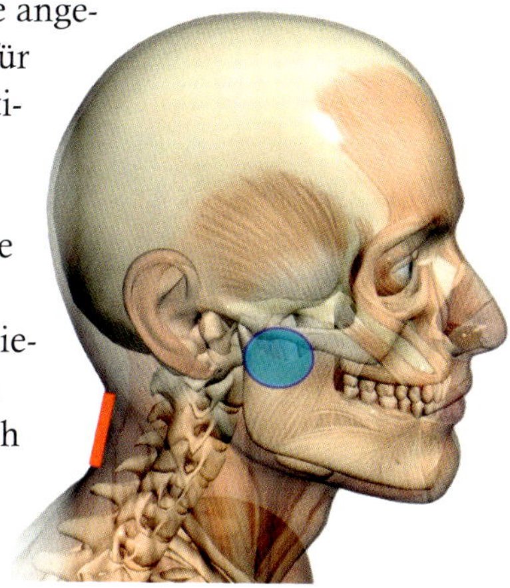

Elektrodenplatzierung für die Entspannung der Kaumuskulatur: Kathode (blau) links und rechts über der Inzisura semilunaris am aufsteigenden Ast des Unterkiefers, Anode (rot) mittig im Nacken.

Sie betont die Bewegung, nicht die Kraft. Sehr kurze Impulse von 500 µSek Dauer werden mit einer sehr niedrigen Frequenz von 0,5 bis maximal 1 Hz appliziert. Die Impulsform ist auf die Stimulation von motorischen Nerven optimiert. Jeder dieser Impulse ergibt eine einzelne Muskelzuckung mit hoher Beschleunigung und sehr kurzer Dauer, optimal ausgelegt für die Regeneration der Blutzirkulation im Muskel und den lymphatischen Abtransport der Säurerückstände im Gewebe. Die hohe Beschleunigung hat dabei auch positive Auswirkungen auf die Regeneration der Elastizität von Faszien und Bindegewebe. Da nur etwa einmal pro 1 ½ Sekunden stimuliert wird, benötigt diese Therapie eine gewisse Zeit (30-60 Minuten), um eine deutliche Wirkung zu zeigen. Während der TENS-Entspannung der Kaumuskulatur ist es unerlässlich, die Interkuspidation in der habituellen Bisslage zu verhindern, indem man eines der auf Seite 38 beschriebenen Medien zwischen die Zähne legt. Andernfalls würde jeder Biss die für die Interkuspidation nötige Muskelspannung erneut programmieren, was ein wirkliches Loslassen der Muskulatur verhindern würde. Die Entspannung setzt schleichend ein, so dass

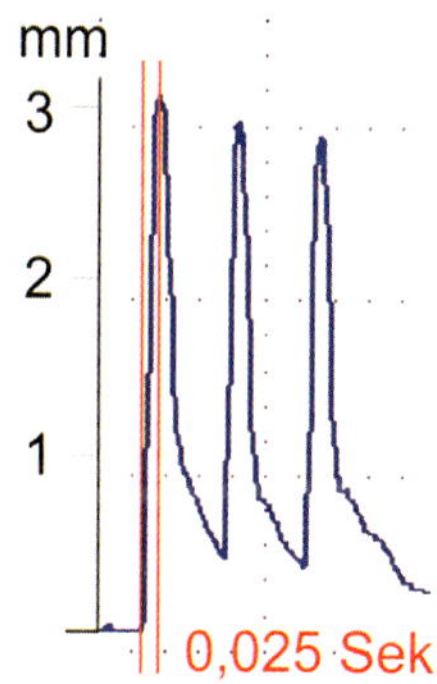

500 µSek Stimulation erzeugt hier eine Bewegung des UK um 3 mm von 25000 µSek Dauer, eine „ballistische" Bewegung, die 50 mal länger anhält, als die Kraft, die sie erzeugt.

Effizienz der niedrigfrequenten TENS nach Jankelson:
Oben eine EMG-Messung des Ruhetonus von 8 Kaumuskeln, darunter die Wiederholung der Messung nach 40-minütiger TENS-Therapie.

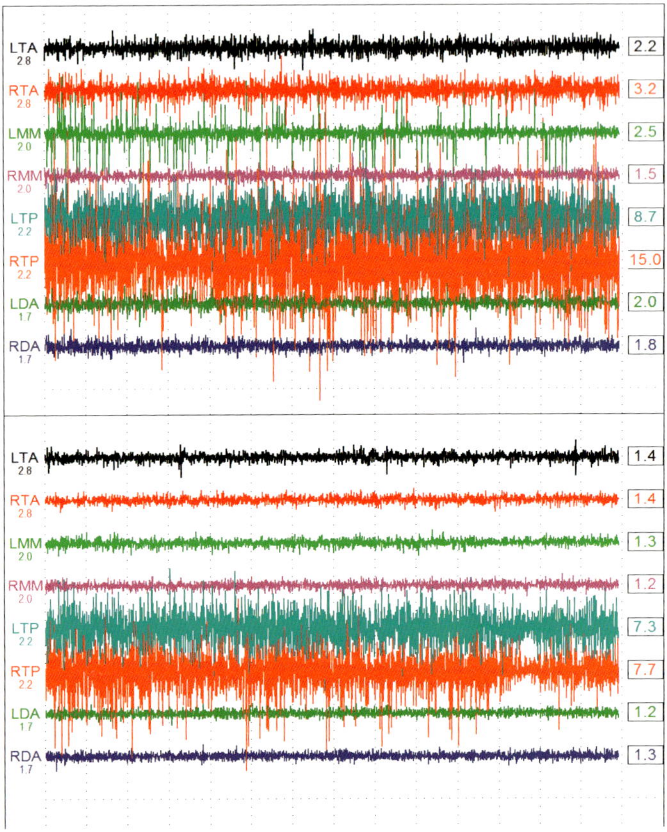

Der graphische Vergleich verdeutlicht nicht nur die Entspannung einzelner Muskeln durch die TENS-Therapie, sonder auch die verbesserte Symmetrie im Ruhetonus.

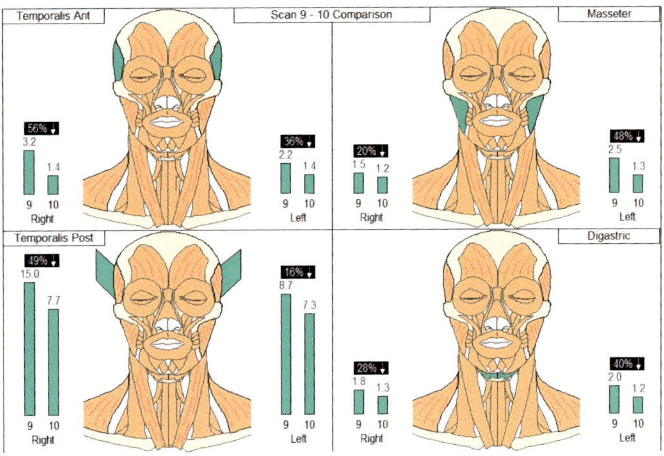

es sich empfiehlt, gewisse Parameter vor Beginn der Therapie festzuhalten, um nach Ablauf der Therapie einen Vergleich zu haben, z. B.:

- **Der erste Zahnkontakt beim lockeren Schließen**
- **Die Zuordnung der Schneidezahnmitten beim Erstkontakt**
- **Die sagittale Stufe der Schneidezähne (unter Berücksichtigung der Angle-Klassifizierung im Schlussbiss)**
- **Mögliche Einschränkungen bei Kieferbewegungen**
- **Mögliche Geräusche bei Kieferbewegungen**
- **Verspannungs-/ Ermüdungsgefühle**
- **Schmerzen/Missempfindungen**
- **Evtl. elktromyographische Messung des Ruhetonus der beteiligten Muskeln (siehe Seite links).**

Während der TENS-Therapie sollte der Patient eine entspannende, evtl. zurückgelehnt Haltung einnehmen. Für Neulinge ist das Gefühl der TENS-Stimulation zunächst ungewohnt, für einige wenige vielleicht zunächst sogar etwas irritierend, aber man gewöhnt sich schnell daran und nimmt es nach einiger Zeit kaum mehr wahr. Die optimale Umgebung bietet ein ruhiger Raum, der etwas abgedunkelt ist.

Nach der Therapie werden die obigen Faktoren dann erneut abgefragt bzw. nachgemessen, und es zeigt sich, inwieweit auf das Gefüge von Kompensation und Symptomatik durch die TENS-Therapie Einfluss genommen werden kann. Zumeist ist das Resultat positiv, nicht selten sind Patienten sogar erstmals seit langer Zeit spontan schmerzfrei! In solchen Fällen bietet es sich an, dem Patienten ein Leihgerät für die Heimtherapie zu überlassen, die ein bis zweimal täglich durchgeführt werden sollte. Nach einer Woche hat man dann oft schon eine ganz andere Ausgangslage erreicht.

Ebenfalls für die Heimtherapie eignet sich die elektrische Stimulation von Reflexpunkten am Ohr (Auriculo-Stimulations-Therapie, AST) über Stimulationsklammern nach Seidel. Die Klammer wird auf das erwünschte Reflexareal am Ohr aufgelegt und es wird so automatisch Ohrvorderseite (Somatik, Sensorik, Struktur) und Ohrrückseite (Funktion, Motorik, Muskulatur) stimuliert. Diese Therapie ist vergleichbar mit der Ohrakupunktur durch Nadeln und hat keinen unmittelbaren Einfluss auf die Muskeln, sondern auf deren Steuerung, bzw. Reflektorik. Sie ist besonders schnell (5-10 Minuten

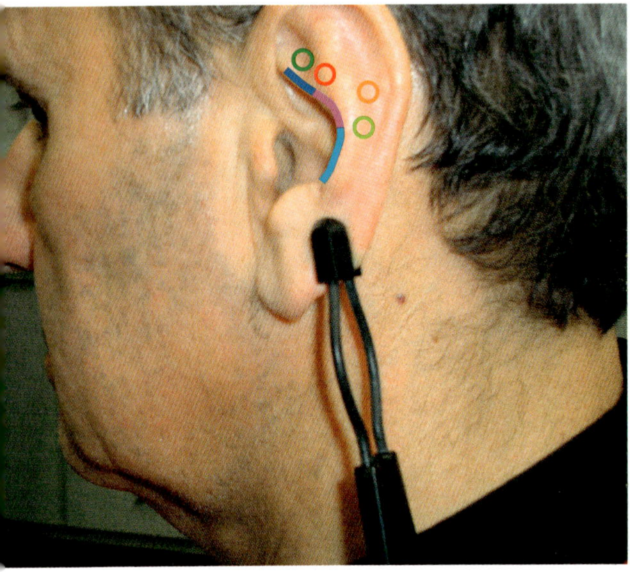

Die Elektrostimulation über die Ohrklemme nach Seidel. Hier die Anlage zur Stimulation der Reflexpunkte für das Kiefergelenk (Ohrvorderseite) und Kaumuskulatur (Ohrrückseite).

Weitere Reflexareale:

Halswirbelsäule
Brustwirbelsäule
Lendenwirbelsäule
Knie
Hüfte
Schulter
Ellenbogen

pro Behandlung) und einfach appliziert und sollte dreimal pro Tag zuhause durchgeführt werden. Besonders bei Kieferklemmen hat sie sich in Verbindung mit dem Aqualizer bewährt.

Der Aqualizer kam vielleicht schon bei der Untersuchung zum Einsatz. Er kann dem Patienten mitgegeben werden, damit er durch kurz-, mittel- und längerfristiges Tragen erproben kann, wie viel er von einem Bissbehelf in seinem momentanen Zustand profitieren kann. Auch hier ist es wichtig, eine konkrete Liste, wie oben, zu erstellen, anhand derer Patient und Zahnarzt einen Vergleich haben, welchen Einfluss der durch den Aqualizer eingebrachte dynamische Ausgleich der Abstützung des Unterkiefers auf die Gesamtsituation des Patienten hat.

Da es den Aqualizer in drei unterschiedlichen Höhen (low, medium, high) gibt, eignet er sich auch gut dazu, unverbindlich auszuprobieren, in welchem Maß der Patient von einer Erhöhung des Bisses profitieren könnte, bzw. wie eine solche von ihm vertragen würde. Bei tiefen Bissen kann man so z. B. durch die Wahl eines
Aqualizers mit Füllhöhe „high“ eine deutliche Bisshebung simulieren. Sollte der Patient nun unwillkürlich auf den Aqualizer pressen, so wäre dies ein

Zeichen dafür, dass er eine deutliche Bisshebung nicht gut vertragen würde. Bringt eine solch deutliche Bisshebung dagegen Erleichterung, so weiß man, dass man später bei der Bissnahme für einen individuellen Aufbissbehelf ebenfalls eher großzügig mit der Bisshöhe umgehen kann.

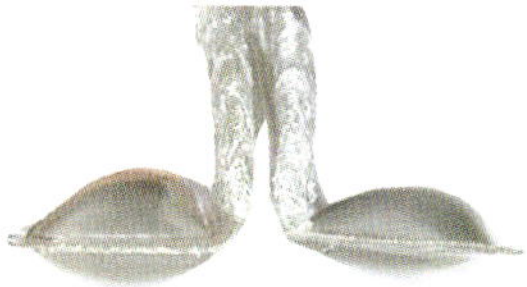

Oben die Füllhöhe „High“ (links) und „Medium“ (rechts) im Vergleich, unten der Aqualizer in der verkürzten Form „Mini“ (oben) und der normalen Länge „Ultra“ (unten).

Bei Zahnlücken kann es vorkommen, dass der Aqualizer nicht verwendet werden kann, weil ein Wasserpolster nicht von Zähnen unterstützt wird. Das ist nur ein Beispiel für eine Situation, in der ein Beißschlauch aus Silikon eingesetzt werden kann. Man sollte nur Silikon mit Lebensmittelzulassung verwenden und den Schlauch vor der ersten Verwendung heiß abwaschen, um eventuelle Pulverschichten zu entfernen. Es empfiehlt sich, ein eher weiches Silikon anzuwenden, so dass der Schlauch nicht zu stark federt, um von den Wangen mühelos zwischen den Zahnreihen stabilisiert zu werden. Wenn er vom Patienten gut vertragen wird, kann der Beißschlauch auch als Übungsgerät eingesetzt werden, um z. B. Bewegungen mit gleichmäßiger Masseterkontraktion zu üben.

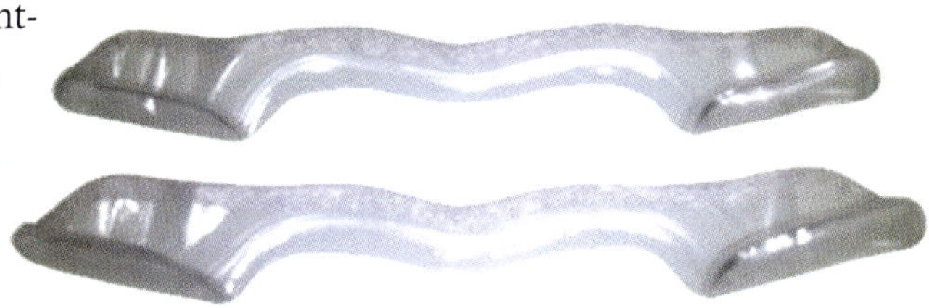

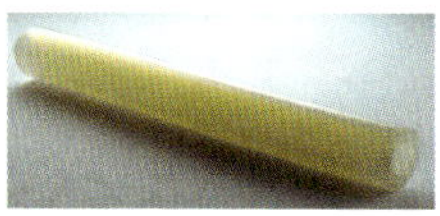

Silikonschläuche gibt es in unterschiedlichen Durchmessern, Wandstärken und Härten. Weichere Schläuche kann man in einem Stück auf den Zahnbogen legen, bei härteren ist es besser, zwei separate Stücke links und rechts zwischen die Seitenzähne zu legen.

Findet die Untersuchung tatsächlich einmal intraartikuläre Entzündungen, so müsste die Palette der Initialtherapie um Methoden zur Entzündungslinderung erweitert werden. Diese reichen von Cremes für Arthritis, welche über dem Kiefergelenk ebenso appliziert werden können, wie z. B. auf einem Kniegelenk, über die iontophoretische Applikation von entzündungshemmenden Stoffen in die Kiefergelenke bis zur oralen Gabe von entsprechenden Medikamenten. Auch die Akupunktur und die Nadelung von diversen Reflexpunkten können hier mit gutem Erfolg eingesetzt werden.

Die initiale Therapie hat vor allem zwei Ziele:

- **Die Linderung der akuten Symptomatik**
- **Das Kennenlernen der Reaktionslage des Patienten.**

Während dieser Phase klärt sich auch, welche Co-Therapeuten eingebunden werden sollen und ob eine Aufbisstherapie sinnvoll oder eher Zeit- und Geldverschwendung ist. In gewisser Weise dient diese Phase auch der Bestätigung und Verfeinerung der Diagnose, bzw. deren Korrektur dann, wenn die Reaktion des Symptomgefüges anders ausfällt, als dies zu erwarten gewesen wäre, wenn die pathologischen Zusammenhänge richtig erkannt worden wären.

Was kann ich selbst tun?

Wie wir sehen, hat die CMD eine Menge mit Muskelverspannungen zu tun, die auftreten, weil sich unsere Kopf- und Nackenmuskulatur schwer damit tut, unseren Biss "zu bedienen" bzw. weil diese Muskulatur in segmentübergreifende Prozesse verwickelt ist, die sie überfordern. Außerdem können uns auch noch Schmerzen aufgrund von myofaszialer Schmerzübertragung und/oder Entzündungen plagen, vielleicht auch noch Empfindungsstörungen aus Nerven die chronischem Kompressionsdruck ausgesetzt sind.

Für eine umfassende Diagnose benötigen wir einen in diesen Dingen versierten Zahnarzt, möglicherweise auch dessen Kooperation mit anderen Fachrichtungen der Medizin. Den sollten wir auch wirklich aufsuchen, denn es geht auch darum, auszuschließen, dass es etwas ganz anderes ist, als eine CMD, was uns Beschwerden bereitet.

Muskelverspannungen und Entzündungen sind aber etwas, das uns wahrscheinlich schon früher begegnet ist und vielleicht kennen wir auch Hausmittel dafür, wissen z. B., dass Wärme generell lindernd auf verspannte Muskeln wirkt, bei Entzündungen dagegen aber nichts hilft, sondern die Schmerzen eher schlimmer macht. In Absprache mit unserem Zahnarzt gibt es einige Dinge, die wir auch selbst zuhause tun können, um eine CMD-Behandlung zu unterstützen.

Beginnen wir bei der Selbstmassage. Für den Zweck der Heimtherapie teilen wir diese in drei Segmente auf:

1. **Faszienmassage**
2. **Muskelmassage**
3. **Triggerpunkt-Behandlung**

Die drei Massagearten können in dieser Reihenfolge durchgeführt werden. Den Abschluss sollte jeweils die Erwärmung der behandelten Gebiete bilden, z. B. durch Auflegen eines warmen feuchten Tuches, welches abgedeckt wird, damit keine Verdunstungskälte entsteht, oder durch Bestrahlung mit einer Wärmelampe. Wir können eine solche Behandlungssequenz einmal am Tag, bei Bedarf auch früh und abends durchführen, sollten den Geweben dazwischen aber auch immer wieder Ruhephasen gönnen.

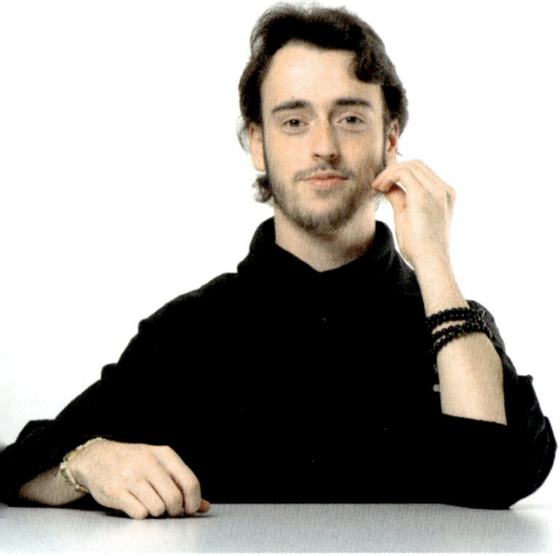

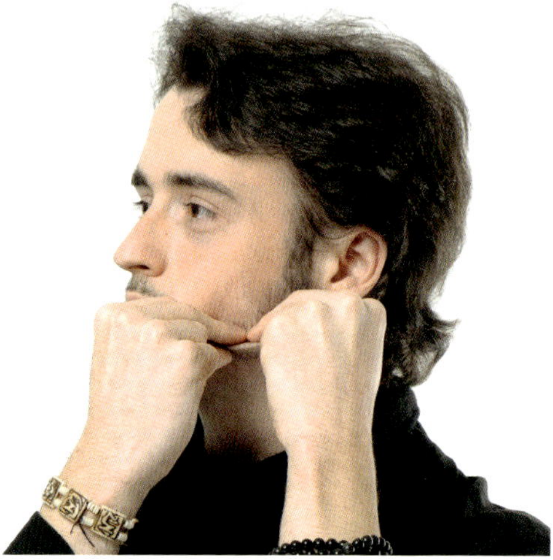

Die Bindegewebs- oder Faszienmassage kommt oft am Rücken zur Anwendung. Über der Kaumuskulatur kann man sie gut auch an sich selbst durchführen.

Faszienmassage

Die Bindegewebe zwischen Haut und unterliegenden Muskelschichten verlieren in Bereichen chronischer Irritation ihre Resilienz und neigen zur Verklebung und Fixierung. Die Bindegewebsmassage, so einfach sie durchzuführen ist, ist daher gleichzeitig von diagnostischem und therapeutischem Wert.

Man sitzt dabei möglichst an einem Tisch, so dass man mit aufgestützten Ellenbogen mit den Händen das Gesicht erreichen kann, ohne sich anstrengen zu müssen. Man greift eine Hautfalte im Bereich des Kieferwinkels zwischen Daumen und Zeigefinger einer Hand und hebt sie unter leichtem Zug ab.

Nun rollt man diese Hautfalte in drei Durchgängen unter Zuhilfenahme des Mittelfingers (bei Bedarf auch abwechselnd mit der anderen Hand) einmal nach oben bis vor das Ohr über das Kiefergelenk, in einer zweiten „Bahn“ etwas davor, und zum dritten Mal in Richtung Auge bis zum Jochbein.

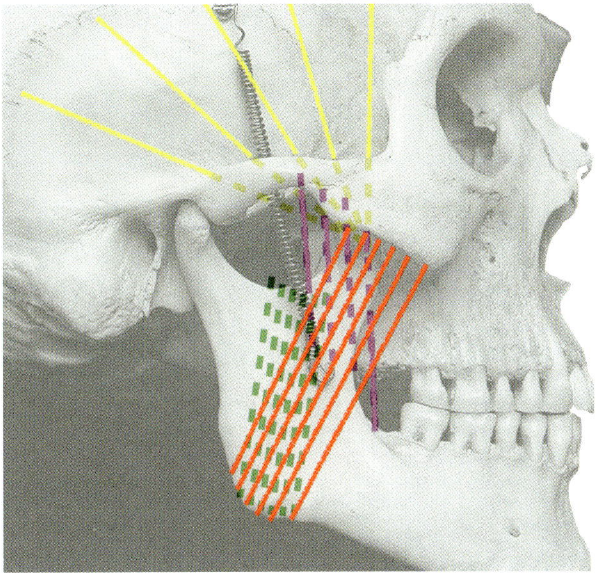

Lage und Faserrichtung der Kaumuskeln (gestrichelt = von Knochen verdeckt):
Rot:
Masseter superfizialis
Lila:
Masseter profundus
Grün:
Pterygoideus medialis
Gelb:
Temporalis.

Nun nimmt man über dem Jochbein eine Hautfalte auf und rollt sie nach oben über die Schläfe und in einem oder zwei weiteren Durchgängen etwas weiter nach schräg hinten oben.

Der Vorgang wird auf der anderen Gesichtsseite wiederholt.

Wenn man dabei in einen schmerzhaften Bereich kommt, geht einem meist auch die Hautfalte verloren, denn die Haut ist an dieser Stelle mit den darunter liegenden Gewebeschichten verbacken, ein Zeichen der chronischen Irritation an eben dieser Stelle. Hier kann man versuchen, die Haut langsam unter leichtem Zug zu lösen oder immer neue Hautfalten aus unterschiedlichen Richtungen zu dieser Stelle zu rollen. Das Ganze geht gerade beim CMD-Patienten meist nicht ganz schmerzlos ab, aber oft stellt sich in der Folge ein deutliches Wärmegefühl in den so behandelten Arealen ein, eine Folge der einsetzenden Durchblutung. Die Bindegewebsmassage hat auch einen sehr günstigen Einfluss auf die darunter liegenden Muskelschichten, in der sich in der Folge oft eine wohlige Entspannung breitmacht. Es ist nicht notwendig, sich dabei allzu viele Schmerzen zuzufügen. Besser ist es, diese Massagetechnik umso häufiger zu wiederholen, je mehr Schmerzen initial dabei auftreten und dabei lieber mit etwas weniger Kraft vorzugehen.

Muskelmassage

Für eine effiziente Muskelmassage sollte man die Lage und den Faserverlauf der zu massierenden Muskeln sowie deren Funktion kennen. Folgende Vorgehensweise hat sich dabei bewährt:

1. **Anspannung des Muskels während seiner Betastung zur Verifizierung seiner Lage und seines Verlaufes.**
2. **Friktion mit einer oder zwei Fingerkuppen quer zur Faserrichtung an unterschiedlichen Stellen des Muskelbauches. Man beginnt diese unter leichtem Druck und arbeitet sich dann unter vorsichtig steigendem Druck in die Tiefe vor. Dabei achtet man auf verhärtete Fasern, die sich wie Gitarrensaiten anfühlen können.**
3. **Friktion in Längsrichtung der Fasern, wieder unter steigendem Druck. Hat man verhärtete Fasern entdeckt, so sucht man sie in Längsrichtung nach Triggerpunkten ab und bearbeitet sie spezifisch, um eine Lösung zu erzielen.**
4. **Jeweils nach 2-3 Minuten Massage sollte man die Gewebe durch flächiges Reiben mit der Hand und durch Kieferbewegungen auflockern.**

Man kann diese Abfolge auch bei unterschiedlicher Mundöffnung wiederholen.

Musculus masseter superfizialis:

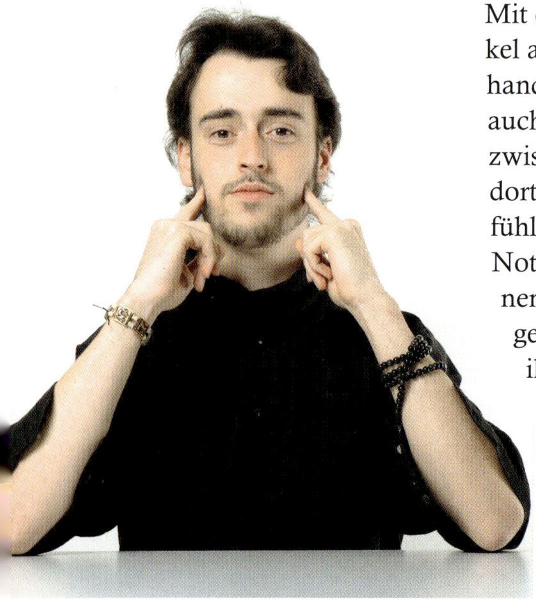

Mit etwas Übung kann man diesen Muskel auch beidseitig zur gleichen Zeit behandeln. Mit den Kuppen der Zeige-, ggf. auch Mittel- und Ringfinger, massiert man zwischen Kieferwinkel und Jochbein, dort, wo man auch die Muskelkontraktion fühlen kann, wenn man kräftig zubeißt. Notfalls muss man Watterollen oder einen Beissschlauch zwischen die Zähne geben, sollte der Biss diese Muskeln an ihrer Funktion hindern, so dass man keine Kontraktion spüren kann.

Musculus masseter prufundus:

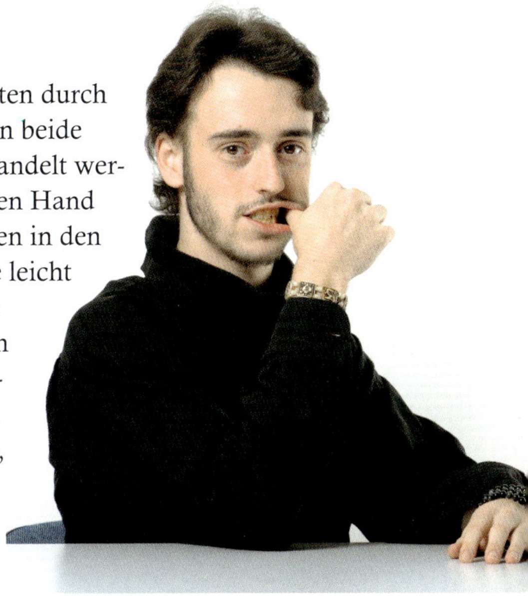

An diesen Muskel kommt man am besten durch den offenen Mund heran, daher müssen beide Seiten in getrennten Durchgängen behandelt werden. Man führt den Daumen der rechten Hand links außerhalb der oberen Seitenzähnen in den Mund ein und drückt dabei die Wange leicht nach außen. Nach hinten zu wird man mit der Kuppe des Daumens gegen den aufsteigenden Ast des Unterkiefers stoßen. Wenn man die Zähne zusammen presst (der Daumen liegt ja außerhalb), so spürt man, wie dieser Muskel den Daumen gegen die obere Zahnreihe presst und kann so die Daumenkuppe perfekt positionieren. Nun lässt man den Kiefer locker und führt die Massage durch. Anschließend massiert man mit der linken Daumenkuppe den Muskel auf der rechten Seite.

Musculus pterygoideus medialis:

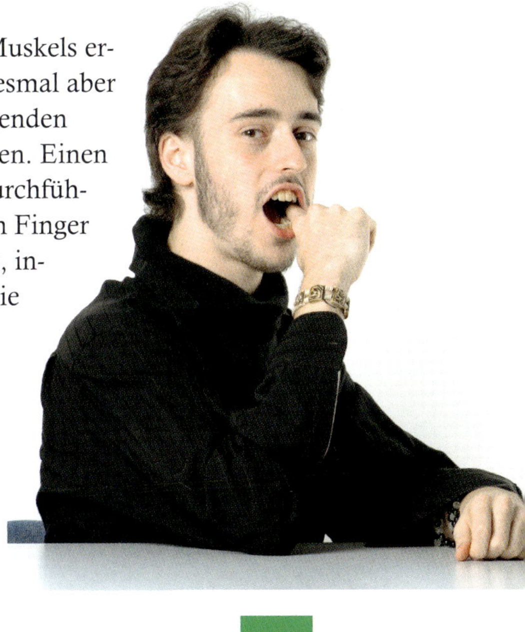

Oft können wir nur einen Teil dieses Muskels erreichen, ebenfalls durch den Mund, diesmal aber mit dem Zeigefinger der gegenüberliegenden Hand, die wir nach außen gedreht haben. Einen Funktionstest können wir hier nicht durchführen, denn wir müssten uns dabei in den Finger beißen, aber wir finden ihn zuverlässig, indem wir bei etwas geöffnetem Mund die Wange wieder etwas nach außen drücken und nach hinten fahren, bis die Fingerkuppe wieder auf den aufsteigenden Ast des Unterkiefers stößt. Der Finger liegt dabei etwas tiefer als zuvor der Daumen. Wir heben diesmal die Fingerkuppe etwas nach in-

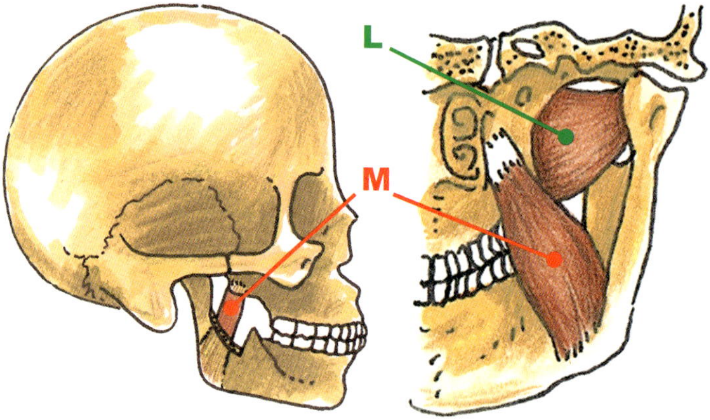

Lage des M. pterygoideus medialis (M), ein Muskel, der auch der Kompensation einer zu niedrigen Abstützung auf den hinteren Zähnen dient (und in solchen Fällen meist extrem druckdolent ist). Der M. pterygoideus lateralis (L) ist entgegen üblicher Meinungen aufgrund seiner anatomischen Lage für die tastende Fingerkuppe praktisch nicht erreichbar.

nen ab, so dass wir sie innen entlang am Unterkieferknochen weiter nach hinten schieben können. Unsere Fingerkuppe stößt nun auf eine weiche Säule, eben diesen Muskel, der bei CMD-Patienten oft sehr druckempfindlich ist, so dass wir ihn vorsichtig nach hinten und vorne quer zur Faserrichtung und etwas nach oben und unten längs zur Faserrichtung massieren. Der Ansatz dieses Muskels ist auch von außen erreichbar, indem wir mit der Kuppe des nach außen gedrehten Zeigefingers der gleichseitigen Hand hinter den Kieferwinkel fahren und leicht nach vorne und außen drücken.

Musculus temporalis:

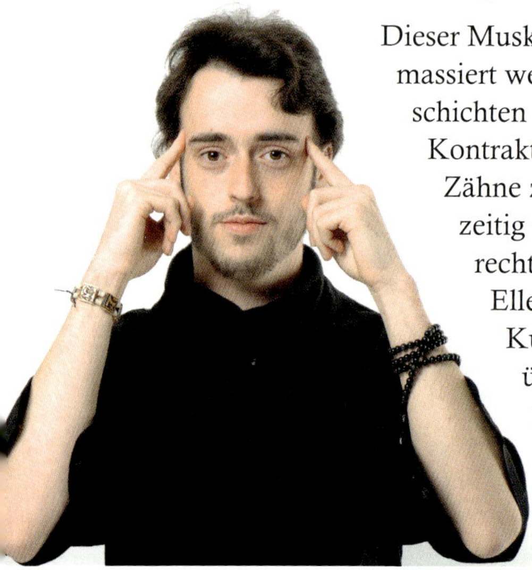

Dieser Muskel kann wieder beidseitig von außen massiert werden. Er wird von kräftigen Faszienschichten überdeckt, aber oft kann man seine Kontraktion ein wenig spüren, wenn man die Zähne zusammenbeißt und evtl. dabei gleichzeitig mit dem Unterkiefer nach links und rechts drückt. Zur Massage stützen wir beide Ellenbogen auf und arbeiten uns mit den Kuppen der Zeigefinger von einem Punkt über dem Jochbogen (etwa eine Daumenbreite vor dem Ohr) ausgehend nach oben vor. Die erste Bahn führt uns hinter der Knochenleiste neben den Augen entlang nach oben zur Schläfe, weitere Durchgänge führen wir sternförmig vom gleichen Punkt ausgehend jeweils weiter hinten durch. Die letzte Bahn führt vor dem Ohr nach oben, und dennoch halten wir uns jeweils an das Schema der Quer- und Längsfriktion.

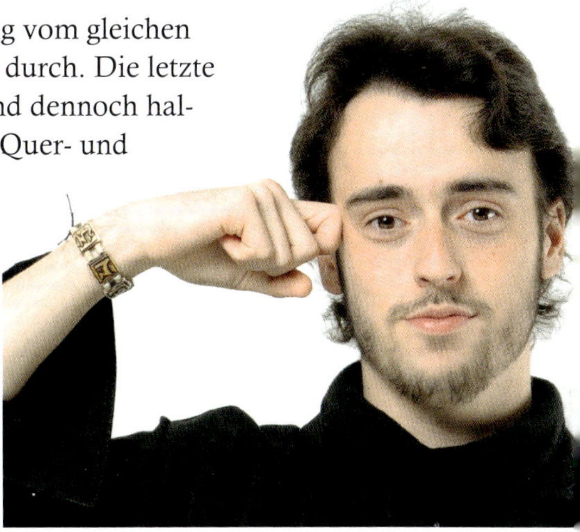

Im Bedarfsfalle kann man die Pressurbehandlung auch mit einem Fingerknöchel durchführen.

Hat man im Muskel besonders schmerzhafte Punkte entdeckt, bzw. auch Triggerpunkte, die man an ihrer Schmerzübertragung erkennt (Schmerzen beginnen sich an einer Stelle aufzubauen, die man gar nicht berührt hat), so kommt man zur

Triggerpunktbehandlung:

Die einfachste Art Schmerz- und Triggerpunkte zu behandeln ist durch statischen Druck.

Zuerst versucht man das Zentrum des Punktes genau zu identifizieren und dann appliziert man mit einer Fingerkuppe genau auf diese Stelle genügend Druck, um deutliche Schmerzen im Muskel auszulösen.

Nun hält man diesen Druck unverändert aufrecht, während man ruhig und gleichmäßig ein- und ausatmet und bewusst versucht, die Anspannung an dieser Stelle loszulassen.

In vielen Fällen wird man merken, dass nach einigen Sekunden der Schmerz beginnt nachzulassen. Vielleicht spürt man auch, wie die Gewebe weicher werden, fast als würden sie unter der Fingerkuppe schmelzen.

Man sollte den Druck nie länger als 15 bis 20 Sekunden aufrecht erhalten, denn man möchte die meist sowieso bereits verminderte Durchblutung im betroffenen Gewebe nicht noch weiter kompromittieren, indem man über längere Zeit auch das Blut herausdrückt. Lassen während dieser Zeit die Schmerzen nicht nach, so fördert man die Durchblutung im Gebiet durch flächiges Reiben und ein wenig lockere Massage und Bindegewebsmassage und kehrt dann wieder zur Pressurbehandlung des betroffenen Punktes zurück. Ist der Punkt auch nach dem dritten Durchgang noch unvermittelt empfindlich, so sollte man in späteren Sitzungen zu ihm zurückkommen.

Was ist mit der Psyche?

Für etliche Autoren ist die Psyche die einzig „Schuldige“ bei der CMD. Was ist aber die Psyche und warum wendet sie sich gegen den Körper, mit dem sie verbunden ist, der ihr Gestalt und Ausdruck verleiht? Ist die Psyche die Seele eines Menschen? Stirbt sie nicht bei seinem Tod wie sein Körper? Kann man mit speziellen Tabletten, den Psychopharmaka, gar die Seele behandeln oder doch wieder „nur“ den Körper?

Wenn aber die Unterscheidung zwischen psychischen und somatischen Ursachen der CMD am Ende in beiden Fällen zu einer Behandlung des Körpers, also zu einer somatischen Behandlung führt, warum soll dann der „Knackpunkt“ bei der Psyche zu finden sein?

Fragen über Fragen! Sobald wir auf die Psyche zu sprechen kommen, wird es bereits schwierig, zu definieren, was genau darunter überhaupt verstanden wird. Die CMD und die Psyche, zwei nur vage definierte Konzepte mit kolossal unterschiedlichen Auslegungen. Können sie einander Heilung bringen?

Der Begriff „Psyche“ wird auch vielfach verwendet, wie ein Abfalleimer. Wenn es sich in der Medizin um ein Problem handelt, das ich nicht verstehe, oder nicht verstehen will, dann ist es psychisch oder „idiopathisch“, also selbstverschuldet. Ich brauche mich als Arzt oder Zahnarzt nicht länger damit zu beschäftigen, denn es liegt in der Natur des Patienten, dieses Problem zu haben.

Nicht viel anders verhält es sich mit dem Begriff „genetisch“ oder „vererbt“. Wie oft hört der Zahnarzt von seinem Patienten den Ausspruch „die schlechten Zähne habe ich von meiner Mutter geerbt“! Somit kann ich nichts dafür, es liegt nicht an meiner Ernährung oder Mundhygiene, nichts ist zu tun.

Es dürfte kein Zufall sein, dass eben diese drei Begrifflichkeiten „CMD“, „Psyche“ und „Genetik“ immer wieder in einen unmittelbaren Zusammenhang gerückt werden. Patienten sind damit keineswegs immer unzufrieden, denn die CMD als eine vom Schicksal auferlegte Bürde verschont sie, die sich sowieso oft mit Selbstzweifeln und Schuldgefühlen zermürben, davor, nun auch noch für dieses Problem Verantwortung übernehmen zu müssen und sich selbst noch mehr Vorwürfe zu machen. Dann lieber diese Bürde geduldig tragen, vielleicht mit der Hilfe von Medikamenten, die das Bewusstsein genügend vernebeln, um es leichter zu machen!

Jedoch regen sich überall neue Erkenntnisse, die vermeintlich unumstößliche Gesetzmäßigkeiten in Frage stellen. Neuere Forschungen in der Genetik (Church, Lipton) zeigen zum Beispiel, dass unser herkömmliches Bild von dem, was Vererbung ist, womöglich nicht ausreicht. Genetik scheint auch das Potential für eine bestimmte Entwicklung zu sein, nicht unbedingt deren Notwendigkeit. Ob bestimmte Gene zum Ausdruck kommen, kann von Umständen abhängen, deren Kontrolle sich uns nicht in dem Maße entzieht, wie wir dies geglaubt haben!

Natürlich soll das nicht bedeuten, dass es keine Psyche gäbe, und dass unsere Psyche nicht Einfluss nehmen könnte auf praktisch alle Vorgänge in unserem Körper. Die Frage ist nur, ob wir ein klares Bild davon haben, was wir unter dem Begriff „Psyche“ eigentlich verstehen.

Bei der Psyche dürfte es sich um ein bewusstes und unterbewusstes Regulationssystem für unsere Emotionen handeln. Bewusst in dem Sinne, dass wir planend und vorausschauend unser eigenes Verhalten beeinflussen können. Unterbewusst dann, wenn automatische Programme ablaufen, die wir durch ihre ständige Wiederholung geprägt haben. Tiere werden weitgehend von solchen automatischen Programmen, also unterbewusst, gesteuert. Es sind lediglich mehr oder weniger Variable eingebaut, so dass ihre Verhaltensweisen auch durch ihre Umwelt beeinflussbar sind. Der Mensch hingegen kann sich seiner Automatismen bemächtigen, kann sein eigenes Programm aus eigenem Entschluss umschreiben – wenn er sich dieser Freiheit bewusst ist!

Es gibt Bestrebungen, uns glauben zu machen, dass wir dies nicht können, dass wir genetisch programmiert sind, in allem von unserer Umwelt abhängig und auch von anderen Menschen, die wie durch Magie etwas wissen, was uns unzugänglich ist. Seien es Wissenschaftler, Mediziner oder Politiker: Sie alle scheinen einen größeren Plan zu kennen, der sich uns verschließt. Bis man durch gelegentliche Sensationsmeldungen quasi mit der Nase darauf gestoßen wird: Sie alle sind Menschen, genau wie wir!

Wie können wir also das scheinbar Schicksalhafte an der CMD abwehren und in etwas verwandeln, das wir im Griff haben? Wir haben die funktionellen Hintergründe der CMD betrachtet. Das ist der eine Faktor, wie viele Belastungen auf uns einwirken. Warum kommen aber manche Menschen mit schier unglaublichen Kompensationen problemlos zurecht, während andere bereits bei kleinen Belastungen einknicken und furchtbar leiden?

Hier spielt in der Tat auch die Psyche eine Rolle. Das eine ist die Herausforderung, etwas ganz anderes ist die Art, wie wir uns ihr stellen! Wir können uns selbst unterbewusst so programmieren, dass wir mit Herausforderungen nicht mehr zurecht kommen, egal, wie klein sie eigentlich wirklich sind! Wir können uns zum Beispiel dazu programmieren, dass wir unsere Probleme nachts wälzen, wenn es ruhig ist. Und dann am Morgen unausgeschlafen sind, den Tag kaum bewältigen und in der darauf folgenden Nacht noch mehr Probleme zu wälzen haben. Es gibt unzählige Programme, die wir so lange einstudiert haben, bis sie unterbewusst geworden sind, also automatisch ablaufen. Viele nützen uns im Alltag, aber bei weitem nicht alle sind für uns segensreich!

Angst ist vielleicht einer der vorrangigen Anlässe für die Entwicklung solcher Programme. Angst und der von Selye geprägte Begriff „Stress" (von lateinisch „stringere", „spannen") haben viel gemein: Ein Säbelzahntiger, der plötzlich aus dem Dickicht ausbrach und unsere Urahnen bedrohte, würde diese definitiv in Angst und Schrecken, in Stress, versetzt haben. Ein durchaus nützliches Programm das unsere Prioritäten in einem Augenblick neu zu ordnen vermag. Alles, was unsere Gedanken zuvor vielleicht ausschließlich vereinnahmt hat, wird auf einen Schlag unwichtig: Nahrung, unsere Verdauung, unser Besitz, unser Aussehen. Jetzt zählt nur noch das nackte Leben, ja, wir würden buchstäblich unsere rechte Hand geben, um dieses zu erhalten!

Dieses Stress-Programm kann auch heute noch nützlich sein. Viele von uns haben dieses Stressprogramm aber so oft ablaufen lassen, dass es in unserem Unterbewusstsein als Automatismus geprägt ist. Vielleicht hat man uns bereits in unserer Kindheit eingebläut, dies zu tun, in der Schule, im Elternhaus, oder wo auch immer. Und so haben wir automatisch Stress, im Beruf, mit unseren Kindern, wenn wir mit dem Finanzamt zu tun bekommen oder bei welcher Gelegenheit auch immer.

Nicht wenige haben permanent Stress. Unser Körper aber kennt den Unterschied zu einer Notsituation nicht, er reagiert auf Adrenalin ebenso wie die

Körper unserer Urahnen und schaltet alle Funktionen der Regeneration und Erholung ab, gerade so, als seien die nächsten Minuten lebensentscheidend. Je mehr Zeit man in diesem Zustand verbringt, desto mehr schwächt man sich. Es wäre einmal ganz gut, zu prüfen, ob das, wofür man sich derart schwächt, unser Leben wirklich bedroht, unseren höchstmöglichen Einsatz an Energie und Ressourcen wirklich verdient!

Viele müssen nach einem Herzinfarkt oder Schlaganfall mühsam erlernen, das Stress-Programm wieder dort einzuordnen, wo es hingehört. Wollen sie überleben, so müssen sie lernen, Abstand zu gewinnen und das Stress-Programm abzuschalten, egal was da kommt. Welch eine eigenartige Verdrehung der Herausforderung im Vergleich zu unseren Urahnen! Nüchtern betrachtet ist es auch viel besser, solche Schadprogramme zu identifizieren und umzuschreiben, nicht erst nachdem sie uns zu Fall gebracht haben, sondern bevor sie ihren Schaden überhaupt erst anrichten können!

Also müssen wir für uns einen Weg suchen, wie wir Schritt für Schritt zurückfinden, und zwar zu einer gesunden Physis und einer gesunden Psyche! Ein guter erster Schritt kann die Wiederherstellung einer heilsamen Nachtruhe sein. Unser Schlafplatz muss in Ordnung sein, Bett, Matratze, Kopfkissen, Bettwäsche. Frische Luft gehört in unsere Schlafzimmer, nicht Staub, Schimmel und Ausdünstungen von irgendwelchen Geräten! Und dann müssen wir dafür sorgen, dass wir abends rechtschaffen müde sind. Zum Beispiel, indem wir morgens zeitig aufstehen, selbst wenn wir uns noch nicht ganz ausgeschlafen fühlen, und uns tagsüber körperlich betätigen und müde machen. Das mag mit ausgedehnten Spaziergängen morgens oder abends zu erreichen sein, besser noch mit regelmäßiger sportlicher Betätigung.

Eine sanfte Variante wäre hier das Qigong, was wie eine medidative Heilgymnastik ausgeführt werden kann, das Tai Chi oder auch Yoga. Konzentration, Koordination, Flexibitität, Kraft und Ausdauer lassen sich auch mit Kampfsportarten, je nach Konstitution z. B. Aikido, Karate oder Taekwon-Do, trainieren. Gerade für den CMD-Patienten sollten jedoch nie Wettkampfformen gewählt werden, sondern traditionelle Formen, welche auf die Entwicklung der individuellen Bewegungskunst zielen.

Viele CMD-Patienten haben auch eine Dysfunktion der HWS (CCD), so dass man sich unter den vielen Möglichkeiten eine Sportart heraussuchen sollte, die den Nacken wenig belastet, hier keine extrem hohen Kraftansprüche stellt und auch keine großen Erschütterungen überträgt. Radfahren, z. B. mag die Gelenke im Vergleich zum Joggen schonen, aber die Kopfhaltung auf einem Rennrad ist für viele CMD-Patienten nicht gerade günstig! Jedoch gibt es vom Stepping bis zur Aerobik auch im Fitnesstraining viele geeignete Varianten. Eines ist besonders wichtig: Es muss Spaß machen und nicht nur einen körperlichen Ausgleich schaffen, sondern auch den geistigen!

Durch die körperliche Betätigung, die gerade der CMD-Patient auch nicht übertreiben, sondern schonend aufbauen sollte, kommen die Dinge wieder in Fluss. Die Durchblutung und Sauerstoffversorgung wird besser und wir ermöglichen es unserem Körper, belastende Stoffe leichter auszuscheiden. Rudi Alltig, die Radlegende, nach dem Geheimnis seiner unglaublichen Fitness im Alter befragt, sagte einmal, es sei nichts weiter, als sich einmal die Woche so zu betätigen, dass man ordentlich ins Schwitzen komme!

Ein weiterer Schritt mag sein, sich Abstand zu den Problemen zu verschaffen. Vielleicht hilft die Vorstellung, man wäre in einem Autokino: Parkt man direkt vor der riesigen Leinwand, so füllt das ablaufende Programm das gesamte Blickfeld aus, man kann überhaupt keinen anderen Gedanken fassen! Parkt man weiter hinten, so sieht man auch die anderen, die gerade das gleiche Programm anschauen. Sähe man sich aus der Vogelperspektive, man könnte erkennen, dass um das gesamte Autokino herum das Leben pulsiert und das Programm, das dort abläuft, nur eine kleine Facette eines viel größeren Ganzen ist, selbst, wenn dort etwas sehr Tragisches passiert!

Und wenn das alles nichts hilft?

Dann haben wir vielleicht eine Blockade in unserem psychischen Regulationssystem, so, wie wir auch in anderen Systemen unseres Körpers funktionelle Blockaden haben können, die positive Reaktionen auf günstige Impulse verhindern. Emotionale Blockaden haben häufig etwas damit zu tun, dass wir glauben „nicht gut genug" zu sein, anders sein zu müssen als wir es sind, keinen Frieden mit uns selbst haben. Es gibt eine Methode, sich selbst solche Blockaden buchstäblich vor Augen zu führen:

Man setze sich nahe vor einen Spiegel und blicke sich selbst tief in die Augen. Schafft man es überhaupt, seinen eigenen Blick zu halten, oder muss man den Blick abwenden von der Person, die einen da aus dem Spiegel ansieht? Können wir diese Person im Spiegel annehmen, gerade so, wie sie uns anschaut, so, wie sie ist? Können wir sie gar lieb haben?

„Liebe Deinen Nächsten wie Dich selbst", lautet das Gebot. Wenn wir uns aber selbst hassen und verneinen, wie sollen wir dann mit unserem Nächsten umgehen? Und wenn wir mit unserem Nächsten dann so umgehen, wie mit uns selbst, ist es dann ein Wunder, wenn sich die Welt gegen uns verschworen zu haben scheint? Heißt es nicht auch „Wie Du in den Wald rufst, so schallt es zurück"?

Schaffen wir die Spiegelprobe nicht, so urteilt die Person, die wir gerne sein möchten, hart über die, die wir wirklich sind, und wir müssen versuchen, wieder einen Einklang in uns selbst herzustellen. Wir müssen die Anschuldigungen gegen uns selbst ausräumen, lernen, uns selbst zu vergeben.

Louise Hay sieht in erster Linie zwei mentale Muster, die unseren Körper krank machen: Furcht und Wut. Letztere kann sich auch in Form von Ungeduld, Irritation, Frustration, Verachtung, Eifersucht oder Bitterkeit manifestieren. Diese Gedanken stellen eine Belastung für unseren Körper dar. Wenn wir es schaffen, sie loszulassen, sind wir unglaublich erleichtert und können buchstäblich aufatmen.

Furcht drückt sich auch aus in Spannung, Nervosität, Sorge, Zweifel, Unsicherheit und einem mangelnden Selbstwertgefühl. Wenn wir eine Heilung erleben wollen, müssen wir die Furcht durch Zuversicht ersetzen. Zuversicht aber in was? In das Leben selbst! Niemand zwingt uns dazu, uns ständig nur unsere Unzulänglichkeiten und unsere Probleme vor Augen zu halten. Womöglich haben wir eine innere Stimme programmiert, die uns in einem permanenten negativen und schwächenden inneren Dialog gefangen hält, der unsere Selbstheilungskräfte niederdrückt. Wenn wir es schaffen, diesen ständigen negativen inneren Dialog mit einem ebenso beständigen positiven zu ersetzen, so entfesseln wir ungeahnte Energien!

Es mag uns lächerlich erscheinen, aber man kann damit beginnen, indem man sein Spiegelbild jeden Morgen begrüßt, wie seinen besten Freund. "Wie schön, dass Du wieder da bist! Ich habe Dich wirklich gerne, bin so froh, dass es Dich gibt!"

Anfangs kommt man sich blöde dabei vor. Die vertraute innere Stimme schreit dazwischen "so ein Quatsch!", aber nach einiger Zeit gewöhnt man sich daran, und schon hat man sich auch daran gewöhnt, dem neuen Tag ganz anders zu begegnen, als wenn man jeden Morgen als Erstes nach neuen Zeichen des Verfalls in seinem vertraut-verhassten Spiegelbild sucht! Man nennt dies "positive Affirmationen", und Louise Hay hat eine ganze Reihe auf spezifische Situationen zugeschnittene Affirmationen beschrieben. Es geht darum, die einprogrammierten schwächenden Gedanken, die ein Problem unterhalten, durch stärkende zu ersetzen. Dabei ist der Grundgedanke "alles, was ich brauche, habe ich in mir!"

Problem	**Hemmendes Programm**	**Stärkende Affirmation**
Sorge	Ich vertraue dem Fluss der Dinge nicht	Ich liebe mich, nehme mich an und vertraue dem Fluss des Lebens. Ich fühle mich sicher und geborgen!
Chronische Erkrankungen	Veränderungen verweigern. Furcht vor der Zukunft.	Ich traue mir Veränderung und Weiterentwicklung zu. Jetzt beginne ich mit der Gestaltung einer sicheren Zukunft!
Depression	Ärger, den man als unberechtigt unterdrückt, Hoffnungslosigkeit.	Jetzt setze ich mich über die Befürchtungen und Einschränkungen Anderer hinweg und gestalte mein eigenes Leben!
Kopfschmerzen	Selbsterniedrigung, Selbstkritik, Furcht	Ich liebe mich und nehme mich an. Ich sehe mich selbst und das, was ich tue, mit liebenden Augen und fühle mich sicher!
Nackenschmerzen	Sturheit, Unbeweglichkeit, die andere Seite nicht sehen wollen.	Ich sehe alle Seiten eines Problems mit Leichtigkeit und Flexibilität. Es gibt unendlich viele Blickwinkel und Wege, etwas zu tun, und ich fühle mich sicher!

So schwer es anfangs fällt, dies zu glauben, durch die ständige Wiederholung der stärkenden Affirmation kann eine Umprogrammierung gelingen!

Man kann diese auf Zettel schreiben, die man an den Spiegel heftet und an Orte, auf die der Blick oft fällt, man kann sie öfters am Tag laut aussprechen oder sich nur angewöhnen, immer öfters zu diesem Gedanken zurückzufinden, in dem man ihn fest verankert, z. B. mit dem Schlag der Kirchturmglocke, die ja für einen eben solchen Zweck erfunden wurde!

Lüscher sieht die Psyche als das Regulationssystem für die Selbstgefühle. „Cogito ergo sum". Ich denke über mich nach, also muss es mich geben, eine uralte Erkenntnis der Philosophie. Wenn es mich gibt, muss es aber auch andere geben. Und schon haben wir die Trennung zwischen dem Ich und den Anderen. Da jeder dieser Anderen auch jeweils sein Ich hat, bin ich gezwungen, mich mit ihnen zu arrangieren. Hierfür muss ich die Gefühle, die ich über mich selbst habe, regulieren können, um reaktionsfähig zu sein. Unsere vier grundsätzlichen Selbstgefühle sind:

- **Selbst-Achtung**
- **Innere Zufriedenheit**
- **Innere Freiheit**
- **Selbst- Vertrauen**

Mit jedem dieser Selbstgefühle kann ich Probleme haben: Zu viel Selbstvertrauen macht mich z. B. zum Draufgänger, zu wenig zum entmutigten Selbstzweifler. Zu viel Selbst-Achtung macht mich starrsinnig und trotzig, zu wenig zum Opportunisten. Zu wenig Zufriedenheit macht mich unduldsam und streng, bei zu viel gebe ich mich Genüssen ungehemmt hin. Fühle ich mich zu frei und ungebunden, werde ich zum Illusionär, im anderen Extrem habe ich Angst vor der Zukunft, zaudere immer wieder, statt zuzupacken.

Jede dieser Blockaden führt zu kompensatorischen Verhaltensmustern, die meine Umwelt übrigens meist auch an mir kennt, manchmal auch gar nicht so sehr schätzt, so dass ich im Leben mehr Widerständen begegne als notwendig. Auch diese Denkweise führt mich an einen Punkt, an dem ich erkenne, dass meine Situation viel mehr von mir selbst beeinflusst ist, als es mir bewusst war. Da ich mein Verhalten auch ändern kann, bin ich frei, mein Schicksal zu einem wesentlich größeren Anteil zu gestalten, als ich dies vielleicht für möglich gehalten hätte!

Es zeigt sich, dass der Mensch seine emotionale Lage durch Worte nur ungenügend zum Ausdruck bringen kann. Wesentlich unmittelbarer sind nonverbale Formen der Kommunikation, z. B. die Musik, die bestimmte Emotionen unmittelbar von Mensch zu Mensch transportieren. Hierzu gehört auch die Malerei und insbesondere Farben, denn die emotionale Bedeutung von Farben ist allen Menschen gleich, unabhängig davon, welche Namen sie diesen in verschiedenen Sprachen gegeben haben. Rot wird z. B. als aggressiv, als stimulierend empfunden, nie aber ein tiefes Blau.

Auf dieser Tatsache beruht der Lüscher-Farbtest, der mit ganz bestimmten Farben arbeitet, die den verschiedenen Emotionen besonders deutlich entsprechen. Mit diesem Test können wir im Bedarfsfalle erkunden, in welchen der vier Selbstgefühle wir Probleme mit Übersteigerung oder Unterdrückung haben, durch die wir möglicherweise unsere Selbstheilungskräfte blockieren. Die Testauswertung zeigt uns meist kein unbekanntes Problemgebiet auf, denn wir kennen unsere Probleme in der Regel, verdrängen sie aber, bis wir uns ihrer gar nicht mehr bewusst sind und kompensatorische Verhaltensmuster automatisiert haben, die uns schwächen.

Haben wir ein solches Problem erkannt, so gibt es neben den besprochenen Affirmationen auch noch andere Wege, um es aufzulösen. Eine einfache und dennoch nützliche Hilfestellung kann hierbei auch die „Emotional Freedom Technique" (EFT) nach Craig sein, die jeder selbst leicht erlernen kann. Im Internet ist dazu viel unter www.eft-info.com nachzulesen und das offizielle EFT-Manual wird sogar kostenlos zur Verfügung gestellt, unter www.eft-info.com/downloads/eft-handbuch-6.-auflage-print.pdf.

Im Grunde handelt es sich hierbei um die Klopfmassage von spezifischen Punkten, während der wir uns emotional mit einer bestimmten Problemstellung verbinden. Den Ablauf der verkürzten Form darf man sich wie folgt vorstellen, auch wenn es diverse Variationen gibt:

1. Man formuliert den Einstimmungssatz. Dieser soll dazu dienen, sich mit der Emotion, die man im Zusammenhang mit einem Symptom verspürt, zu verbinden. Beispiel: „Auch wenn ich Angst vor morgen habe, bin ich völlig okay so wie ich bin!" Oder auch unmittelbar auf ein Symptom bezogen, z. B.: *„Auch wenn ich diesen stechenden Schmerz hinter meinem rechten Auge verspüre, ich bin okay so wie ich bin!" Je spezifischer dieser Einstimmungssatz ist, desto leichter verbindet er uns meist mit dem emotionalen Zustand.*

2. Man sagt diesen Einstimmungssatz 3 mal laut, während man die Handkante mit den Fingerkuppen oder der Fingerseite der anderen Hand beklopft.
3. Drei „Klopfrunden“, bei denen man folgende Punkte mit den Fingerkuppen beklopft, während man jeweils den „Erinnerungssatz“ wiederholt, der die emotionale Verbindung aufrecht erhält. Beispiel: „Diese Angst“ oder *„Dieser stechende Schmerz“,* bzw. auch Variationen davon.

Die zu beklopfenden Punkte sind der Reihe nach:

1. Innenrand der Augenbraue, neben der Nasenwurzel,
2. Knochenleiste außen neben dem Auge,
3. knöcherner Rand mittig unter dem Auge,
4. direkt unter der Nase
5. mittig zwischen Unterlippe und Kinnspitze,
6. Höcker neben dem Oberrand des Brustbeins,
7. Rippen seitlich unter dem Arm,
8. mit der flachen Hand auf die Unterseite am Handgelenk,
9. mit der flachen Hand auf den Kopf mittig in der Gegend des Haarwirbels.

Auf welcher Seite jeweils der Punkt beklopft wird, ist egal. Man beklopft jeden Punkt 5-10 Mal, nicht übermäßig stark, während man jeweils den Erinnerungssatz laut spricht.

Beispiel: Ich sitze zuhause und werde von Nackenschmerzen und Schmerzen im Gesicht rechts im Gebiet meines Jochbeins gequält. Ich möchte dieses EFT einmal probieren, der Versuch kann ja nicht schaden.

Zuerst muss ich meinen Einstimmungssatz finden. Gehören die Nacken- und Gesichtsschmerzen eigentlich zusammen? Wenn ich es recht bedenke, hatte ich gelegentliche Nackenschmerzen schon „ewig“, aber die Gesichtsschmerzen habe ich seit ich mir diese verflixten Füllungen machen ließ.

Warum macht mich das eigentlich so wütend? Schon während ein Gedanke dem nächsten folgt und sich meine Gefühle langsam aufschaukeln kann ich damit beginnen, meine Handkante zu beklopfen.

Oh, wäre ich bloß nicht zu diesem Zahnarzt gegangen, er ist an allem schuld! Eigentlich bin ich auf mich selbst auch wütend. Wie konnte ich mich nur dazu überreden lassen einfach so alle meine Füllungen zu erneuern?

Jetzt komme ich dem Kern der Sache immer näher!

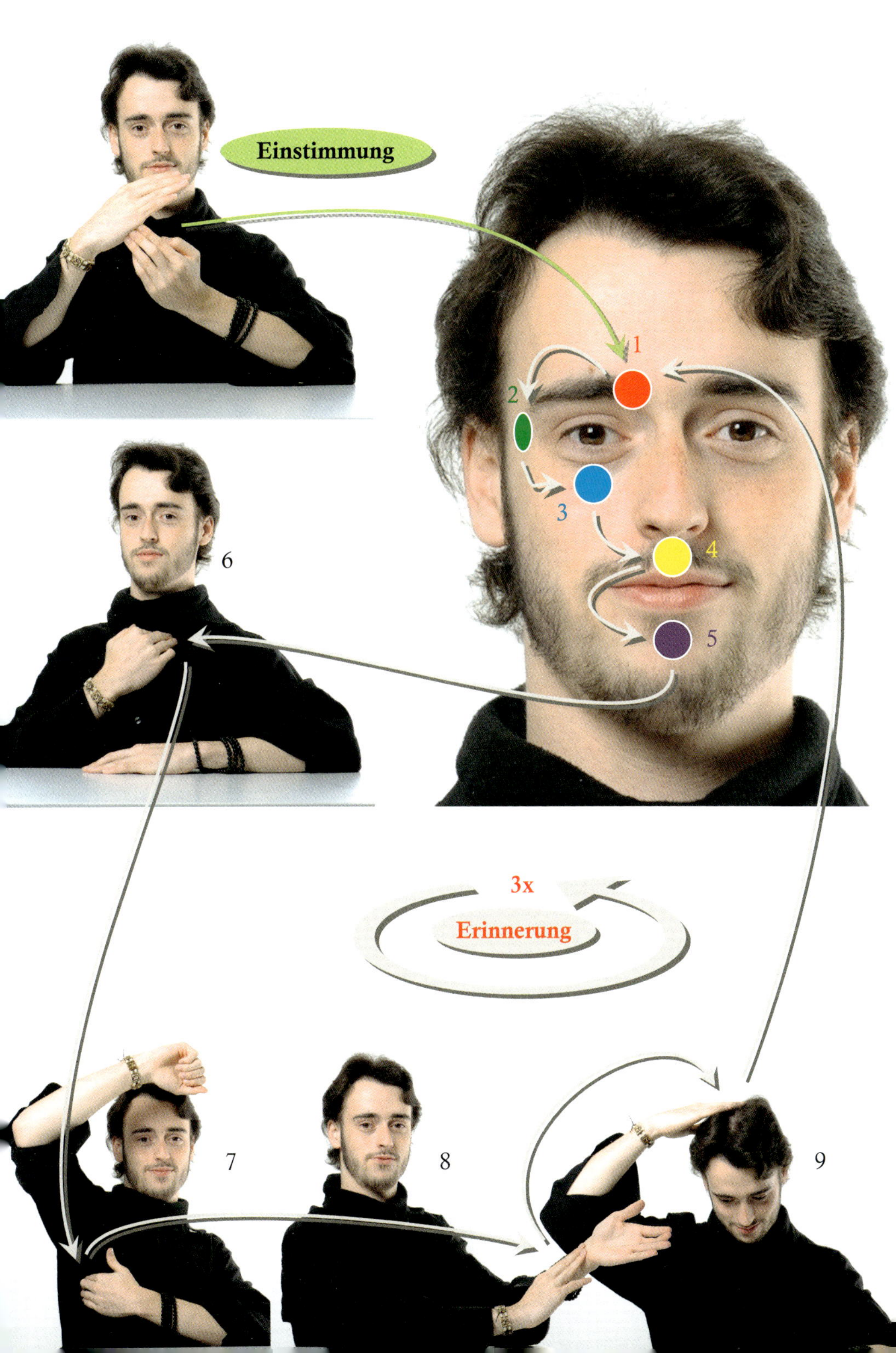
Einstimmung
1
2
3
4
5
6
3x
Erinnerung
7
8
9

Gelange ich mit meinen Gedankengängen nicht tiefer, so kann ich einfach das Symptom selbst thematisieren, beschreibe es dann aber möglichst genau:

Einstimmung: „Obwohl mich diese ständige Schmerzen in meinem rechten Jochbein quälen, nehme ich mich an, so, wie ich bin“. Oder: „Obwohl mein Körper mir immer wieder diese Schmerzen im rechten Jochbein bereitet, nehme ich ihn so an wie er ist. Mein Körper ist ein guter Körper!“
Erinnerung: „Diese stechenden Schmerzen“, „diese zermürbenden Schmerzen“, „diese Schmerzen in meinem rechten Jochbein“ usw. Dabei kann ich meine Aufmerksamkeit wirksam fokusieren, indem ich die schmerzende Stelle gleichzeitig mit der freien Hand berühre.

Oder sind es nicht die Schmerzen selbst, die mich treiben, sondern die Wut auf einen anderen Menschen, auf das Schicksal, auf mich selbst?
Einstimmung: „Obwohl ich gerade eine Mordswut im Bauch habe, bin ich o. k., so wie ich bin“. Oder: „Obwohl ich gerade einen richtigen Hass auf … habe, bin ich o. k.“ Erinnerung: „Diese Wut auf …“ oder „dieser Hass“.

Vielleicht bin ich auch nur so wütend, weil ich Angst habe, dass ich aus dieser Situation keinen Ausweg mehr finden kann?
Einstimmung: „Obwohl ich gerade richtig Angst habe, bin ich o. k. und akzeptiere mich so wie ich bin“. Erinnerung: „Diese Angst“ oder „diese Angst vor …“.

Wichtig ist nicht so sehr, was man im Einzelnen sagt oder wie man es ausdrückt, als dass es einen möglichst eng mit der Emotion verbindet, die hinter dem Problem steht. Merkt man während der Klopfrunden, dass sich der Fokus verlagert, so ändert man einfach seinen Erinnerungssatz nach und nach ab, so dass er der Emotion immer besser entspricht. Auch hier versuchen wir im Endeffekt etwas mit Sprache zu kommunizieren, was sich nur unvollständig in Worte kleiden lässt, achten daher auf die Gefühle, die in uns aufsteigen, statt auf Satzbau und Grammatik.

Auch hierbei mag man sich am Anfang blöde vorkommen und vielleicht versucht diese innere Stimme wieder dazwischen zu schreien „so ein Quatsch!“. Aber die Methode hat einen großen Vorteil: Sie kostet nichts und man kann sie ganz unverbindlich auch selbst ausprobieren. Sollte es nichts helfen, so hat man sich nichts vergeben. Es gibt auch ausgebildete EFT-Therapeuten, deren Güte sich hauptsächlich am Einfühlungsvermögen unterscheidet, mit dem sie den „Knackpunkt“ der Problematik identifizieren.

Etwas anderes muss aber auch noch Erwähnung finden:

Stellen Sie sich jemanden vor, der bei Kaffee und Kuchen behaglich auf der Sonnenterrasse eines Alpenhotels sitzt und zum Gipfel hinauf sieht. „Da möchte ich auch oben sein“ sagt er. Sein Gegenüber, ein erfahrener Bergsteiger, wirft ein: „Stell‘ Dir das nur nicht zu leicht vor! Das sind weit über 1000 Höhenmeter. Es gilt Schneefelder zu überqueren und man muss den Weg kennen, denn es gibt dort auch Spalten, in die man hineinfallen kann. Außerdem kann es kalt werden, man muss gut vorbereitet sein!“

Unser naiver Fantasiefreund will nichts hören. „Ich will dort oben sein!“ ruft er und marschiert los. Sein dicker Bauch schwabbelt unter seinem T-Shirt während er über einen Graben hüpft und er verzieht bei der Landung das Gesicht, denn er trägt nur Turnschuhe, durch die sich die Steine drücken. Beim ersten Schneefeld sind sie durchweicht und der erste kalte Luftstoß fährt ihm durch das T-Shirt und scheinbar durch die Knochen obendrein.

Ein idiotischer Plan führt zu idiotischen Ergebnissen. „Haben die dort oben es gut!“ mag er sich denken, „ich wünschte, ich wäre nicht so unbegabt!“. Man braucht nur die Autobiographien von Spitzensportlern zu lesen. Andre Agassi, und wie sie alle heißen, wissen ein Liedchen davon zu singen: Viele meinen sie hätten ihre Erfolge aus Begabung und übersehen, wie viel frustrierende Plackerei und eisernen Willen es bedarf, um am Ende ganz oben zu stehen.

Die Idee zu dieser Fantasiegeschichte kam mir bei der Lektüre von Mirsakarim Norbekov‘s „Eselsweisehiten“. In der Tat: wenn wir nicht bereit sind, auch etwas für unseren Erfolg zu tun, geben wir uns Illusionen hin. Für unseren Fantasiefreund wäre es besser er ginge ins Kino um dort die Illusion des Bergsteigens zu erleben. Will er seinen Bauch loswerden, so kann er auf die Werbung in einer Fernsehzeitschrift hereinfallen und sein Geld für ein Gerät ausgeben, dass ihm angeblich seinen Bauch wegmacht, während er sich in seinem Fernsehsessel zurücklehnt, Bier trinkt und Chips dazu futtert.

Oder er nimmt sein Schicksal in die Hand und tut, was getan werden muss, damit sich sein Wunsch, nämlich dort oben auf dem Gipfel zu stehen, auf jeden Fall erfüllt! Laut Norbekov verheddern sich dabei gerade chronisch kranke Menschen oft in diversen „Fallgruben“:

Bedingte Reflexe: Stellen wir uns vor wir wissen nicht, was ein Bügeleisen ist. Bei der ersten Berührung verbrennen wir uns daher gehörig die Finger, ein Reflex wird geboren: vielleicht tun uns die Finger künftig beim bloßen Anblick eines Bügeleisens schon weh! Oder wir berühren versehentlich ein Bügeleisen und schreien auf vor Schmerz - bis wir merken, dass es gar nicht eingesteckt war. Unser Gehirn kann Sinneseindrücke reflexhaft in geradezu abenteuerlicher Weise verstärken - wenn wir dies zulassen!

Nicht gestellte Aufgaben: Wenn wir nicht wissen, welche Ziele wir anstreben, wie sollen wir dann wissen, ob wir uns ihnen annähern oder nicht? Gerade für CMD- und chronische Schmerzpatienten ist es wichtig, Ziele in erreichbaren Teilschritten zu formulieren, damit auch wieder positive Energien frei werden. Norbekow ist überzeugt: „Wenn ein Mensch tagaus tagein seine Aufmerksamkeit auf ein krankes Organ lenkt, **positive** Emotionen hineinlenkt und das Ergebnis verfolgt, dann wird der Genesungsmechanismus in Gang gesetzt“. Lenken wir vielleicht stattdessen negative Emotionen hinein, machen wir statt der Gesundheit die Krankheit zum Ziel!

Der „innere Schweinehund“ (die Bequemlichkeit): Laut Norbekov ist der innere Schweinehund „seiner Natur nach sehr hinterlistig, schlau, findig und wendig“. Vermutlich gibt es in unser aller Leben Dinge, von denen wir wissen, dass wir sie ändern sollten. Was uns daran hindert, das sind bequeme Ausreden wie „ich kann nicht!“ oder „ich habe keine Zeit!“. Je mehr wir diesen aber nachgeben, desto willenloser werden wir, desto weniger können wir unser Schicksal in die eigene Hand nehmen und gestalten!

Die Unzufriedenheit mit sich selbst: Spätestens hier sehen wir, wie sich der Kreis schließt, egal in welchem Kulturraum wir uns bewegen. In Russland, den USA oder bei uns haben fortschrittliche Denker gleichermaßen erkannt, dass in dem gestörten Verhältnis eines Menschen mit sich selbst sehr oft „der Hase im Pfeffer liegt“. Ich habe auf den vorherigen Seiten in diesem Kapitel viele Wege dargelegt, wie man aus dieser Abwärtsspirale ausbrechen kann. Wenn Sie diese passiv an sich haben vorbeiziehen lassen, lieber Leser, so gibt es keinen besseren Zeitpunkt als den jetzigen, um zurückzublättern, das Kapitel aktiv mit Aufmerksamkeit zu lesen und tatsächlich etwas zu **tun**!

Essen wir uns krank?

Ich erinnere mich noch gut daran: Meine Frau im Krankenhausbett nach der Entbindung unseres jüngsten Sohnes. Ihre sowieso schon zierliche Gestalt schien noch zerbrechlicher und sie war blass, sehr blass. Der Arzt hatte etwas von einem Hämoglobinwert um 6 gesagt, eigentlich sollte es mindestens das Doppelte sein. Die Zeichen der Anämie waren unübersehbar.

Das Frühstück wurde gebracht: Ein Weißmehlbrötchen, ein Stück Graubrot, ein Stück Margarine, ein Einwegbehälter mit Marmelade und eine Ecke Schmelzkäse. Frühstück im Krankenhaus, in einer Welt, die von studierten Medizinern kontrolliert wird: Wie wichtig ist unsere Ernährung wirklich?

Ein solches Frühstück, gerade im Krankenhaus bei einer offensichtlich anämischen Patientin, spiegelte eigentlich nur das wider, was auch ich im Studium über Ernährung gelernt hatte: letzten Endes wird alles in den Energielieferanten Glucose zerlegt. Daneben gibt es auch Vitamine und Mineralien, aber die kann man ebenso gut in Tablettenform zuführen. Diese Meinung steht auf der einen Seite, auf der anderen wird der Begründer der wissenschaftlichen Medizin, Hippokrates von Kos, mit den Worten zitiert „Eure Nahrungsmittel sollen Eure Heilmittel sein!“. Dr. Galina Schatalova, die ehemalige medizinische Leiterin der Auswahlkommission für sowjetische Kosmonauten, sieht in der modernen Ernährungslehre etwas, das der „versteigene menschliche Verstand einzig und allein dafür konstruiert hat, seine Fresslust vor sich selbst zu beschönigen“. In ihrem Buch „Wir fressen uns zu Tode“ legt sie unsere nicht artgerechte Essgewohnheiten als den Hauptgrund für Zivilisationskrankheiten dar. Kann man sich eine Kontroverse vorstellen, bei der die Pole weiter auseinander liegen?

Man wird kaum jemandem begegnen, der sich bewusst falsch ernährt. Und doch trifft man überall auf eine zunehmende Ernährungsproblematik. Laut Prof. Robert Lustig, Endokrinologe und Ernährungsforscher an der University of California in San Francisco, haben wir eine Epidemie der Übergewichtigkeit sogar schon bei Kindern im ersten Lebensjahr zu verzeichnen. Und da dies ein neues Phänomen ist und wir daher auf keine Daten aus der Vergangenheit zurückgreifen können, können wir nur spekulieren, welche Auswirkungen eine so verbreitete kindliche Übergewichtigkeit in 20 Jahren auf die

Volksgesundheit haben wird. Werden wir dann zur Ausnahme, wenn wir nicht unter Kreislauferkrankungen und Diabetes leiden, um nur zwei Beispiele zu nennen bei denen die Zusammenhänge einigermaßen gesichert sind?

Hier stehen wir vor dem gleichen Problem wie bei der CMD: Es wurden unzählige Details genau studiert, aber ein schlüssiges Gesamtbild fehlt heute ebenso wie vor 30 Jahren. Immer wieder sieht man sich genötigt einzuräumen, dass man wichtige Faktoren falsch bewertet oder schlichtweg übersehen hat. „Junge Wilde" profilieren sich, indem sie die Thesen Ihrer Lehrer über den Haufen werfen, nur um in der nächsten Generation dem gleichen Schicksal zu erliegen. Dennoch gilt die Überzeugung einer Forschergeneration jeweils von neuem als die unverrückbare Wahrheit.

Ancel Keys war der tonangebende Ernährungsphysiologe in den USA der Nachkriegszeit. Er hatte die „K-rations" für das amerikanische Militär entwickelt, eine komplette Mahlzeit in der Dose, die in einer Hosentasche Platz fand. Mit seiner berühmten „7-Länder-Studie" beeinflusste er Überzeugungen zur Ernährung wie kein zweiter nach ihm. Zwischen 1958 und 1964 wurden 12763 Männer in sieben über den Erdball verteilten Ländern auf Korrelation zwischen Herz-Kreislauferkrankungen und Ernährungsgewohnheiten untersucht. Wie er die Abhängigkeit zwischen den vielen Variablen, die alle gleichzeitig erfasst wurden, bei der Datenmenge ohne die Hilfe von Computern bestimmt hat, ist heute nicht mehr nachvollziehbar. Jedoch hatte er nach Hunderten von Veröffentlichungen in den 60-er Jahren praktisch die gesamte wissenschaftliche Welt davon überzeugt, dass erhöhte Cholesterolwerte in einem direkten Zusammenhang mit Herz-Kreislauferkrankungen stehen. In den USA, wie in vielen anderen Ländern, entwickelte sich darauf hin eine Art Fett-Hysterie. Gesättigte Fettsäuren und verstopfte Arterien wurden zum Synonym, ganze Nutztierrassen, wie das Sattelschwein, starben mangels Nachfrage aus.

Genau das Gegenteil propagierte 10 Jahre später ein New Yorker Kardiologe. Dr. Atkins empfahl seinen Lesern sich an Steaks, Butter und Eiern satt zu essen und dabei lediglich Kohlehydrate zu meiden. Seine Erkrankung an Kardiomyopathie, sein 2002 erlittener Herzstillstand und sein Tod ein Jahr später im Alter von 72 Jahren ließen die sowieso kontroversen Debatten um die Atkins-Diät mit neuer Hitzigkeit wieder aufflammen.

Prof. Lustig sieht dies in seinem berühmten Vortrag „Sugar: The bitter truth" (www.uctv.tv/search-details.aspx?showID=16717) anders: Es gebe gute und schlechte Kohlehydrate. Die guten können in Glucose aufgespaltet und von Körperzellen auch unmittelbar verwendet werden, die schlechten bilden Fructose, das einzig in der Leber metabolisiert werden kann und zur Fettleibigkeit und Arteriosklerose führt, ja wie ein Gift wirkt. Dafür, dass die zuvor prognostizierte Zunahme der durchschnittlichen Übergewichtigkeit bis 2008 erheblich übertroffen war, beschuldigt er in erster Linie die Lebensmittel- und Getränkeindustrie, die alles und jedes in der einen oder anderen Form mit billigem Industriezucker versetze.

In seinem Buch „Pure, White and Deadly" (Rein, weiß und tödlich) hatte der Londoner Endokrinologe und Ernährungsphysiologe Prof. John Yudkin den Industriezucker zuvor schon als Gefahrenquelle ausgemacht. Insbesondere diesen müsse man aus seiner Nahrung streichen und solche Kohlehydrate lieber ersetzen, aber nicht durch Eiweiß, sondern durch Fett (!).

Drei Nährstoffquellen: Kohlehydrat, Fett und Eiweiß

Das U.S. Department of Agriculture (USDA) veröffentlichte 1894 seine ersten Empfehlungen zur menschlichen Ernährung. Die darin enthaltene Einteilung von Nährstoffen in Gruppen ist bis heute maßgeblich: Eiweiß, Fett und Kohlehydrat. Zusätzlich war auch eine vierte Gruppe erwähnt, „mineral matter" (Mineralstoffe), die man später aber separat betrachtete (oder gänzlich ignorierte), weil daraus keine Kalorien gewonnen werden.

Um 1900 ergaben Experimente des Amerikaners Wilbur Atwater die Zuordnung dieser drei Nährstoffgruppen zu Brennwerten, die man heute noch allgemein benutzt:

- **Eiweiß = 4 kcal/Gramm**
- **Fett = 9 kcal/Gramm**
- **Kohlehydrate = 4 kcal/Gramm**

Seit dieser Zeit wogen die Diskussionen im Bezug auf die Ernährung hauptsächlich um die Aufteilung eines angenommenen täglichen Kalorienbedarfes auf diese drei Nährstoffgruppen.

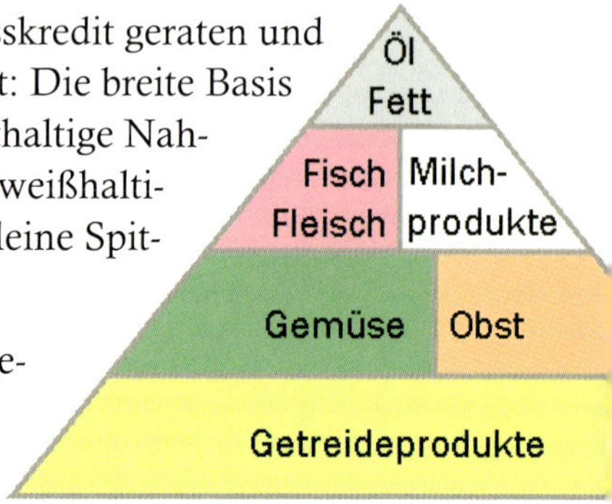

Durch die 7-Länder Studie waren Fette in Misskredit geraten und man entwickelte ein neues Ernährungskonzept: Die breite Basis der Ernährungspyramide bildeten kohlehydrathaltige Nahrung (Getreide, Gemüse, Obst), darüber die eiweißhaltigen (Fisch, Fleisch, Milch) und lediglich die kleine Spitze der Pyramide repräsentierte Fette und Öle.

Nicht in dieses Bild mochten die Ernährungsgewohnheiten der der Franzosen passen, die gar zu viel mit Rahm und Butter kochten. Ausgerechnet dort verbreiteten sich Herz-Kreislauferkrankungen deutlich langsamer als in den Ländern, welche die moderne Ernährungslehre adoptiert hatten. Neuerdings stellt man die Pyramide auf den Kopf: Die Kohlehydrate gelten als die Nährmittelgruppe, die es zu meiden gilt. Da Fette aber disqualifiziert scheinen, bleibt nur noch Eiweiß!

Nach Prof. Robert Keith von der Auburn University in den USA lässt sich der tägliche Eiweißbedarf eines körperlich wenig aktiven jungen Erwachsenen auf etwa 0,25 g pro Pfund Körpergewicht festsetzen. Mit einem deftigen Sicherheitsaufschlag wurde die RDA (Recommended Daily Allowance = empfohlene tägliche Aufnahme) von den zuständigen Behörden daher auf 0,4 g /Pfund Körpergewicht festgesetzt. Mit fortschreitendem Alter nimmt der Bedarf ab, jedoch variiert er stark mit der körperlichen Aktivität: Ein Bodybuilder benötigt ca. 0,5g/Pfund Körpergewicht, ein Ausdauerathlet 0,5 bis 0,7 g und ein Gewichtheber der Weltspitze 0,6 bis maximal 1,3 g.

Solche Zahlen muss man nicht einfach glauben. Eiweiß ist ein Stoff, den unser Körper für die Struktur und Formgebung braucht, also dann am meisten, wenn wir wachsen. Im Säuglingsalter wachsen wir besonders schnell und für diesen hohen Eiweißbedarf liefert uns die Natur eine Vorgabe: die Muttermilch. Sie besteht aus 87,2 % Volumenanteilen Wasser, 7 % Kohlehydrate, 4 % Fett und ganzen 1,5 % Eiweiß. Modifiziert um den jeweiligen Anteil am Brennwert ergibt sich eine Zusammensetzung von 1 % Eiweiß, 5 % Kohlehydraten und 6,5 % Fett, oder ein Verhältnis von 8:40:52.

Ein 4 kg schweres Baby trinkt pro Tag etwa 680 ml Milch und erhält damit etwa 10,2 g Eiweiß. Das entspricht einer täglichen Aufnahme von etwa 1,16 Gramm pro amerikanischem Pfund Körpergewicht. Im Laufe der weiteren

Entwicklung verlangsamt sich das Wachstum, bis es beim Erwachsenen schließlich ganz zum Erliegen kommt, mit der entsprechenden Reduktion des täglichen Eiweißbedarfes auf einen Bruchteil dessen, was in der Wachstumsphase nötig war. Die von Prof. Keith ermittelte Zahl entspricht grob ¼ des Eiweißbedarfes pro Pfund Körpergewicht gegenüber dem in der Wachstumsphase, das erscheint eher reichlich, sicherlich aber nicht zu wenig.

Interessant ist es, an dieser Stelle zu vermerken, dass die Natur z. B. für das Kalb eine völlig andere Zusammensetzung der Milch vorsieht: Es muss sich körperlich noch viel schneller entwickeln als ein Baby. Menschen leisten sich Nachkommen, die erst nach einem Jahr auf eigenen Beinen stehen können, während ein kleines Kälbchen möglichst kurz nach seiner Geburt aus eigener Kraft mit der Herde mithalten muss. Kuhmilch enthält daher mehr als doppelt so viel Eiweiß, denn das Kalb muss Muskelmasse wesentlich schneller aufbauen als ein Baby. Was sich aber beim Baby viel schneller entwickelt, das ist das Gehirn: Menschliche Milch enthält wesentlich mehr Kohlehydrat, als die der Kühe. „Entwickeln" bedeutet beim menschlichen Gehirn weniger strukturelles Wachstum, sondern die zunehmende Verschaltung von Elementen, die bei der Geburt überwiegend bereits vorhanden sind. Das Gehirn muss hierfür Lernarbeit leisten, und dafür braucht es Energie, die am schnellsten aus Kohlehydraten gewonnen wird. Bis zu 25% der Energie wird beim Menschen durch das Gehirn verbraucht, beim Kalb sind es etwa 3%.

Gemäß den Standardlisten des USDA ist der Eiweißgehalt von einem Pfund Brokkoli, der hauptsächlich aus Wasser besteht, etwa 14 g. Ganz nebenbei: Brokkoli lässt sich sehr wohl auch roh essen, das Einlegen für 5-10 Minuten in Salzwasser vertreibt Raupen, die sich gerade bei biologisch angebautem Brokkoli in den Röschen befinden könnten. Ein Pfund Brokkoli enthielte etwa die Hälfte des täglichen Eiweißbedarfes einer Frau von 60 kg Körpergewicht. 100 g Schweinefleisch enthalten hingegen bereits knapp 30 g Eiweiß, also praktisch ihren gesamten täglichen Bedarf. Es dürfte ihr schwer fallen, ihre restliche Ernährung an diesem Tag eiweißfrei zu gestalten, wollte sie nicht mehr davon zu sich nehmen, als sie braucht, denn allein 100 g Vollkornbrot enthielten bereits weitere 14 g Eiweiß.

Generell wird davon ausgegangen, dass unser Körper Nahrungsüberschüsse in Form Glycogen in der Leber und als Körperfett speichert. Überschüssiges

Eiweiß würde demzufolge aufgespaltet und in Glycogen oder Fett umgewandelt. Während die typischen Energieträger in unserem Körper (Kohlehydrate und Fette) aber aus den drei Bausteinen Kohlenstoff, Wasserstoff und Sauerstoff bestehen, enthält Eiweiß zusätzlich Stickstoff und andere Elemente, die zur Energiegewinnung eliminiert werden müssen. Laut Prof. Yudkin kann dies besonders für Nieren und Leber zur Belastung werden.

Dr. Schatalova rechnet uns außerdem vor, dass für die Verarbeitung von 1 g Eiweiß 42 g Wasser erforderlich sind. 100 g Eiweiß „verbrauchen" in einem Zeitraum von 24 Stunden 4 l Wasser, eine Belastung für Herz und Nieren, an die kaum jemand denkt. Die Aufschließung von Eiweiß zur Energiegewinnung ist außerdem ein Prozess, bei dem Schwefelsäuren und organische Säuren frei werden, die zur erhöhten Säurebelastung im Körper führen. Dieser Prozess ist anstrengend und dauert lange: Während unser Magen nach dem Verzehr pflanzlicher Kost in der Regel nach vier Stunden entleert ist, dauert dies beim Verzehr von Fleisch bis zu acht, bei manchen Wurstarten gar bis zu zwölf Stunden. Das Essen liegt uns schwer im Magen – wer hätte das nicht schon einmal am eigenen Leibe erlebt? Das wirft eine wichtige Frage auf: Was ist das gesündere Essen für uns, eines nach dessen Verzehr uns bleierne Müdigkeit überkommt, vielleicht gar der Wunsch uns hinzulegen? Oder eines, das uns beflügelt, uns Energie spendet, die es uns gestattet unseren Tag zu nutzen?

Prof. Lothar Wendt zeigte jedoch, dass überschüssiges Eiweiß keineswegs nur in Fett umgewandelt wird. Die Basalmembrane unserer Kapillargefäße quellen bei vermehrter Eiweißzufuhr auf und verdichten sich. Er sieht eben hier unseren „Eiweißspeicher". Ist dieser überfüllt, so verquellen die feinen Kapillargefäße und können nur noch mit erhöhtem Blutdruck versorgt werden. Der Titel einer seiner Veröffentlichungen verdeutlicht seinen Standpunkt: „Permeabilitätsstörungen der Kapillarmembranen als Ursache der essentiellen Hypertonie, des Alters-Diabetes und der Alters-Polyglobulie". Im Grunde sieht er solche Störungen als die Konsequenz einer Eiweißüberernährung, einer „Eiweißspeicherkrankheit", und hat seinem Buch auch diesen Titel gegeben.

Welch eine Kontroverse wird da in der Erzählung eines Freundes deutlich: „Eine Scheibe Brot, in der Pfanne angeröstet und dann eine Zehe Knoblauch

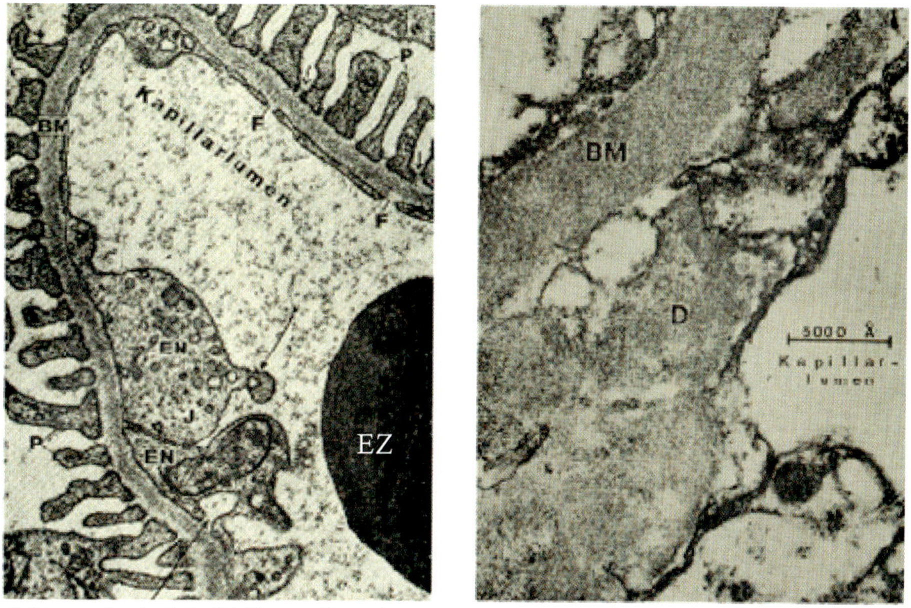

Elektronenmikroskopische Abbildungen: Glomeruluskapillare einer normalen Ratte links, rechts bei einem Typ 1-Diabetiker nach 19 Jahren Insulintherapie. Man erkennt die verdickte und mit Ablagerungen bedeckte, undurchlässige Basalmembran und das erheblich verringerte Kappilarlumen im Bild rechts im Vergleich zur gesunden Kappilare links.

F = fenestrae, EN = Endothelzelle, BM = Basalmembran, P = Podozyten, D = deposits (Ablagerungen), EZ = Erythrozyt.

Bergstrand AF, Bucht H: Electron Microscopic Studies of the Diabetic Kidney. in: Siperstein et al.: Small Blood Vessel Involvement in Diabetes Mellitus. Washington (1964) zitiert nach: Wendt, L.: Die Eiweißspeicherkrankheiten. Haug Verlag (1984).

draufgerieben. Darauf frisches Tartar – ein Genuss, besser geht's nicht! Aber jetzt haben sie bei mir Zucker festgestellt und der Arzt sagt, ich muss künftig die Scheibe Brot weglassen und darf nur noch das Fleisch essen...".

Die einen sehen im ständigen Eiweißüberschuss in unserer Nahrung den Grund des Altersdiabetes, die anderen empfehlen zur Therapie noch mehr Eiweiß! Derweil verbreitet sich diese Erkrankung (oder wäre auch hier der Ausdruck „Funktionsstörung" besser?) in unseren Breiten ständig weiter...

In der Tat ist fraglich, ob wir gut daran tun das für uns relativ problematisch zu verdauende Eiweiß über unseren Bedarf für Aminosäuren hinaus auch als prinzipiellen Energieträger in unserer Nahrung einzusetzen. Kohlehydrate und Fette stellen diese Energie wesentlich direkter zur Verfügung und bei deren Aufspaltung verbleibt lediglich CO2, das wir über unsere Lungen problem- und rückstandsfrei abatmen. Bei der Zersetzung von Eiweiß bilden sich hingegen Säuren, deren Entsorgung unserem Körper ungleich mehr Probleme bereitet. Die Tatsache, dass es zur Not auch gelingt, Energie aus einem Überschuss von Eiweiß zu gewinnen, ist kein Beweis dafür, dass wir unsere Ernährung bedenkenlos auf Eiweiß konzentrieren sollten.

Der Säure-Basen-Haushalt

Mein Vater beschäftigte sich in seinem Buch „Die cranio-mandibuläre Regulation" bereits 1991 mit der Auswirkung von Nahrungsmitteln auf den Säure-Basenhaushalt in unserem Körper. In seiner Tabelle nach Rumler ordnete er hierfür die Überschüsse zwischen basenbildenden Mineralstoffen (Natrium, Kalium, Calcium, Magnesium etc.) und den säurebildenden (Phosphor, Schwefel, Chlor) als Äquivalentgewicht (chemisch vergleichbare Gewichtsmengen) nach Säure- oder Basenüberschuss ein (siehe rechte Seite). Hierbei stehen bestimmte Fleischarten an der Spitze der säurebildenden Nahrungsmittel. Auch Getreideprodukte, Fisch und Käse bilden im Körper Säuren. Dagegen finden sich Obst und Gemüse auf der basenbildenden Seite.

Prof. Remer und Dr. Manz wollten die Gefahr der Steinbildung für Patienten besser vorhersagen. Hierfür entwickelten sie den PRAL-Faktor (Potential Renal Acid Load) und bestimmten ihn für häufige Nahrungsmittel. Zusätzlich zur Aufrechnung von säure- und basenbildenden Ionen wurde hier die Schwankung des Säuregehalts im Urin einer Probandengruppe nach der Aufnahme einzelner Nahrungsmittel über 24 Stunden gemessen. Die so gefundenen Faktoren decken sich in vielerlei Hinsicht mit den Werten nach Rumler, jedoch kommt es im Einzelnen zu Verschiebungen. Fleisch steht z. B. nicht mehr an der Spitze der Säurebildner, sondern im Mittelfeld. Stattdessen führt nun Hartkäse die Liste an. Basische Nahrungsmittel finden sich hier aber ebenso bei Obst und Gemüse. Zu überraschen scheint der Zucker, dem man eine stark säuernde Wirkung nachgesagt hatte, der aber mit einem neutralen PRAL-Faktor aufwartet. Darf man also bedenkenlos naschen?

Industriezucker (Sucrose) besteht zur Hälfte aus Glucose, deren Verdauung nach der Abspaltung keinerlei Probleme macht. Jedoch verbleibt dann reine Fructose, die laut Prof. Lustig konzentriert auf die Leber trifft, weil sie nur

Basenbildend:	mval:	Säurebildend:
Getrocknete Früchte (Rosinen, Feigen, Datteln, Bananen usw.) Oliven.	über 20	Gerstengrütze, Gerste, Ente, Huhn, Kalb, Reh, Hirsch, Rind (roh).
Gurken, Kartoffeln, Kohlrabi- und Porreeknollen, Kopfsalat, Sellerieblätter, Schnittlauch, Zichorienwurzel, Zuckerrüben, Apfelsinen, Schlehen, Stachelbeeren, Trauben, Esskastanien (Maroni).	7 - 9	Kommiss-, Weiß- und Knäckebrot, Weizen (geschält), Walnüsse, Margarine, Eiklar, Gans, Kalb (gekocht), Kalbsherz, -leber, Flunder, Heilbutt, Hummer, Seelachs.
Blumen- und Weißkohl, Spargel, Brunnenkresse, Endiviensalat, Zichorien, Radieschen, schwarzer Rettich, Sauerkraut, Tomaten, Pfifferlinge, Steinpilze, Ananas, Aprikosen, Bananen, Brombeeren, Himbeeren, Johannisbeeren schwarz, Datteln, Grapefruit, Kirschen süß, Pfirsiche, Pflaumen, Muttermilch, Kuh-, Mager-, Schafs- und Ziegenmilch, Rahm, Sahne, Blut.	4 - 6	Simonsbrot, Zwieback, Hafer (geschält), Maisstärke (Mondamin), Cornflakes, Reisstärke, Artischocken, Preiselbeeren, Schweineschmalz, Camembert, Emmentaler, Limburger, Parmesan, Rahmkäse, Kabeljau (Dorsch).
Melasse, Dill, Löwenzahn, Mandarinen, Spinat.	16 - 20	Reis (ungeschält), getrocknete Linsen, Erdnüsse, Paranüsse, Quark mager und fett, Handkäse, Schellfisch, Zander, Eigelb.
Bohnen weiß (getrocknet), Lauchblätter, Karotten, Rote Rübenknollen, Sellerieknollen, Mairüben, Tobinambur, Hagebutten (getrocknet).	10 - 15	Roggen-, Weizen-, Graubrot, Gerste, Haferflocken, Reis, Roggen, Teigwaren, Weizengraupen, Pferdebohnen, Rosenkohl, Palmin, Hase, Kaninchen, Schwein, Schinken, Hecht, Flußlachs, Rotzunge, Schleie.
Bohnen weiß (frisch), Erbsen grün, Grün-, Rot- und Wirsingkohl, Kohlrüben, Kürbis, Meerrettich, Paprika grün, Spargel, Schwarzwurzeln, Wassermelonen, Zwiebeln, Champignons, Reizker, Knoblauch, Äpfel, Birnen, Erd-, Heidel-, Johannis-, Moosbeeren, Kirschen sauer, Buttermilch, Molke, Joghurt, Pferdefleisch.	1 - 3	Hirse, getrocknete Erbsen, Haselnüsse, Mandeln, Wassernüsse.

Basenbildend:	PRAL	Säurebildend:	PRAL
Rosinen	-21,0	Parmesan	34,2
Feigen getrocknet	-18,1	Schmelzkäse	28,7
Spinat	-14	Cheddarkäse fettarm	26,4
Fenchel	-7,9	Eigelb	23,4
Ruccola	-7,5	Ungeschälter Reis	12,5
Kohlrabi	-5,5	Salami	11,6
Sellerie	-5,2	Forelle	10,8
Karotten	-4,9	Haferflocken	10,7
Aprikosen	-4,8	Leberwurst	10,6
Zucchini	-4,6	Hühnchen	8,7
Blumenkohl	-4,0	Schweinefleisch mager	7,9
Kartoffeln	-4,0	Rindfleisch mager	7,8
Tomaten	-3,1	Hering	7,0
Orangen	-2,7	Spaghetti, Vollkorn	7,3
Chicorée	-2,0	Roggenbrot	4,0
Broccoli	-1,2	Linsen	3,5
Spargel	-0,4	Erbsen	1,2

dort metabolisiert werden kann. Und das mit ähnlich giftigen Nebenwirkungen wie dies beim Alkohol der Fall ist. Zusätzlich entstehen dabei Stoffe, die das Insulin in den Muskeln blockieren und verhindern, dass unsere Fettzellen Leptin bilden, ein Hormon, das unserem Gehirn signalisiert, wenn wir satt sind. Das macht uns bewegungsfaul und hungrig zugleich. Prof. Lustig empfiehlt daher, Industriezucker, der sich besonders auch in Softdrinks (Limonaden, Colas etc.) befindet, komplett zu meiden.

Dr. Johan Schnitzer (www.dr-schnitzer.de) schreibt über Industriezucker:

„... alle haben eine starke Affinität zu ("Gier nach") Calzium und Phosphor. Diese mussten ihnen beim Raffinationsprozess teils durch Salzsäure entzogen werden, so

stark halten sie diese fest. Kommen die raffinierten Zucker mit den Zähnen in Berührung, so wandern sie innerhalb von 30 Minuten durch Zahnbein und Zahnschmelz hindurch bis in den Zahnnerv (Nachweis erfolgte durch mit Tetanustoxin versetzte Zuckerlösung; das Toxin war nach 30 Minuten im Zahnnerv nachweisbar)".

An anderer Stelle schreibt er, Zucker werde fälschlicherweise als Nahrungsmittel bezeichnet; in Wirklichkeit stelle er ein Genussmittel dar, und obendrein eines mit einer „erheblichen Suchtkomponente".

Zucker ist aber auch Nahrung für Hefepilze. Durch andauernden Zuckerkonsum laden wir diese Plagegeister in unsere Körper ein, besonders, wenn wir ihnen mit Hilfe von Antibiotika (die wir sowohl bewusst als Medikament als auch in Form von Rückständen in Lebensmitteln zu uns nehmen können, ohne es zu wissen) Nischen frei gemacht haben, die normalerweise von Bakterien besetzt sind. Haben sich Hefepilze erst einmal in unserem Körper festgesetzt, ist es oft nicht leicht, diese ungebetenen Gäste wieder los zu werden!

Die Verdauung

Auf ihren Vorträgen fragt die inzwischen über 95-jährige Dr. Schatalova ihre Zuhörer gerne, was wohl passiert, wenn man einen Löffel Flusssand in den Mund nimmt. Offensichtlich können wir den nicht verdauen, bilden wir aber dennoch Speichel?

Die Antwort ist „Ja!". Allerdings besteht dieser Speichel dann aus Wasser und enthält keinerlei Enzyme. Nimmt man hingegen einen Löffel voll geriebenen Zwieback, der genau so aussieht, in den Mund so bildet sich ein ganz anderer Speichel: Er ist dick und enthält das Enzym Ptyalin, das Stärke in Glucose aufspaltet.

Im dritten Schritt des Experimentes vermischt sie den geriebenen Zwieback mit Zucker. Er sieht noch immer aus wie Flusssand, enthält jedoch Stärke, schmeckt jetzt aber süß. Wieder ändert der Speichel seine Konsistenz, wird wässriger und enthält wesentlich weniger Enzyme. Der süße Geschmack signalisiert dem Körper, dass Enzyme nicht mehr gebraucht werden, da die Stärke bereits zersetzt ist. Dass wir Zucker als Auszugsstoff beigesetzt haben, kann unser Verdauungssystem nicht wissen, denn in der Natur kommt dieser nicht vor.

An diesem Beispiel sehen wir, wie fein unser Körper die Verdauungsvorgänge auf unsere Nahrung anpasst, aber auch, dass diese keineswegs im Magen sondern bereits im Mund beginnen. Dr. Schatalova stellt sich das Verdauungssystem auch keinesfalls wie einen Schlauch vor, sondern eher wie ein U-Boot mit einzelnen Kammern, in denen unterschiedliche Aufgaben verrichtet werden und welche jeweils durch Ventiltüren von einander getrennt sind.

Die erste Kammer ist die Mundhöhle. Natürlich wird hier die Nahrung zerkleinert und eingespeichelt, aber die Aufgaben, die in dieser ersten Kammer verrichtet werden, reichen weit darüber hinaus: Gleichzeitig finden wir hier auch eine Analysestation, die unserem Gehirn hilft, den Ablauf und die Arbeit in den restlichen Kammern zu programmieren. Wie sauer wird der Magen sein müssen, wie basisch der Zwölffingerdarm, welche Enzyme werden gebraucht, wie aggressiv muss die Gallenflüssigkeit sein – die erste Informationsquelle für die Programmierung dieser Abläufe ist der Mund. Aber auch die Verdauung beginnt, wie wir gesehen haben, im Mund, in Form des Aufschließens von Stärke in Glucose.

Das alles braucht seine Zeit. Und so ist die erste Regel für diese erste Kammer – und daher für die gesamte Nahrungsaufnahme:

Niemals hastig essen, sondern lange genug kauen (und genießen)!

Denn es ist besser, wenn wir unsere Gabel nicht als Mistgabel verwenden, mit der wir möglichst riesige Mengen in der kürzesten Zeit schaufeln können, sondern für die Zuführung appetitlicher Happen, die wir dann genüsslich (und gerne auch lange und oft genug) kauen.

Kein Reh wird auf der Flucht stehen bleiben und schnell äsen, um dann weiter zu rennen. Unter Stress schaltet unser gesamtes Verdauungssystem praktisch ab und hängt uns wie ein Klotz am Bein, wenn wir es mit Dingen füllen, die es nicht verdauen kann. Wenn wir meinen, keine Zeit zum Essen zu haben, dann sollten wir es entweder lassen, oder wir schaffen uns die Zeit und Ruhe, die es braucht, um unser Verdauungssystem einzuschalten und „hochzufahren“. Und das geht nicht, während wir vor dem Fernseher sitzen und einen Thriller anschauen, oder gleichzeitig in der Börsenzeitschrift nachlesen, wie viel unsere Aktien schon wieder verloren haben!

Das nächste Problem entsteht, wenn wir unser Verdauungssystem mit jedem Happen auf einen anderen – womöglich gar gegensätzlichen – Ablauf programmieren. Am Ende haben wir in allen Bereichen das Maximum programmiert: Magensäure, Galle usw. Das setzt die Ventile zwischen den einzelnen Kammern einer enormen Belastung aus und beschädigt sie auf Dauer vielleicht. Wenn Galle in den Magen gelangt, zerstört sie den schützenden Schleim auf der Magenwand und unsere Magensäure verdaut den eigenen Magen, ein Magengeschwür entsteht. Gelangt aggressive Magensäure in den Zwölffingerdarm, kommt es dort zu einem Geschwür, denn das, was wir verdauen wollen, ist manchmal dem, woraus wir selbst bestehen, gar nicht so unähnlich!

Daraus ergibt sich die zweite Regel, die bereits im heftigen Konflikt mit liebgewordenen Gewohnheiten steht:

Möglichst selten gemischte Nahrung aufnehmen!

Egal, was unsere Vorfahren nun waren, ob Sammler oder Jäger, eines haben sie bestimmt nicht gemacht: Den Tag damit verbracht einem Reh nachzulaufen und es schließlich zu erlegen, um danach auf die Suche nach Früchten, Beeren und Wurzeln zu gehen, damit sie am Ende alles gemeinsam hinunterschlingen konnten. Erst die Römer haben ein solches Verhalten zur Mode gemacht – einer ziemlich unnatürlichen und ungesunden Mode, die dem Überfluss entspringt.

Über die Speiseröhre gelangt die Nahrung dann in die nächste Kammer, den Magen. Dieser hat zwei Ventile, den Ringmuskel, der verhindert, dass der saure Mageninhalt zurück in die ungeschützte Speiseröhre gelangt (was Sodbrennen auslösen würde) und den Pförtner, der die Weitergabe der Nahrung in den Zwölffingerdarm regelt. Wie schnell das geht, hängt davon ab, was verdaut werden muss. Generell benötigen stark eiweißhaltige Nahrungsmittel, allen voran die vom Tier stammenden, eine kräftigere Magensäure und eine längere Verweildauer im Magen. Gemüse braucht weniger Zeit und Obst am wenigsten. Besteht der Mageninhalt aus gemischten Nahrungsmitteln, muss alles warten, bis das komplexeste aufgeschlossen ist: Gärungsprozesse setzen ein, weshalb z. B. ein Gemenge an Obst und Fleisch besonders ungünstig wäre.

Auch sollte dem Magen möglichst keine neue Nahrung zugeführt werden, während er noch die vorherige Mahlzeit verdaut. Nach einer fleischhaltigen Mahlzeit sollte man daher 8 Stunden mit der nächsten warten, um dem Magen die Gelegenheit zu geben, den Säuregehalt nach erfolgter Verdauung zu neutralisieren und sich zu entleeren, wobei der Zwölffingerdarm dann kein extrem saures Gemisch in Empfang nehmen muss, mit dem er kaum umgehen kann. Nach einer fleischlosen Mahlzeit genügen hierfür 4 Stunden Pause. Die vierte Regel steht daher ebenfalls im Konflikt mit der häufig anzutreffenden Empfehlung, seine Nahrungsaufnahme auf möglichst viele kleine Snacks über den Tag zu verteilen. Im Gegenteil:

Ausreichend Zeit zwischen den Mahlzeiten lassen!

Nur so kann unser Verdauungssystem seine Arbeit wirklich gründlich und effizient tun, ohne dass er dabei ständig von neuem unterbrochen wird und es zu unerwünschten Effekten wie Blähungen kommt. Es geht aber auch ohne Uhr: Unser Körper signalisiert uns, dass unser Magen wieder leer ist, indem er uns einen gesunden Appetit spüren lässt. Wir tun gut daran, wenn wir wieder lernen, auf solche Zeichen unseres Körpers zu achten und mit ihnen in Harmonie zu leben, statt unsere Nahrungsaufnahme strikt nach der Tageszeit einzuteilen.

Weniger oft essen, heißt das dann dafür riesige Mahlzeiten? Keineswegs. Unser Magen, wenn er gesund ist, hat im leeren Zustand etwa die Größe unserer Faust. Beim Essen dehnt er sich langsam aus, bis er schließlich voll ist. Das signalisiert uns unser Körper dann mit einem Sättigungsgefühl. Außer wir schlingen die Nahrung in uns hinein: Das Sättigungsgefühl kann sich nicht schnell genug entwickeln und tritt zu spät ein, wenn unsere Magenwände bereits überdehnt sind. Statt einem angenehmen Sättigungsgefühl stellt sich Übelkeit ein. Tun wir uns das immer wieder von neuem an, dann erschlaffen die Wände unseres Magens: Wir werden erst satt, wenn wir schon zu viel gegessen haben, der Magen nimmt zu viel Raum ein, verdrängt den Darm, behindert die Bauchatmung usw. Hier ist die zweite positive Wirkung der ersten Regel: Wenn wir uns genügend Zeit zum Essen nehmen, „überfressen“ wir uns nicht! Pfarrer Kneipp hat dieses zu viele Essen schon vor über 150 Jahren als Problem erkannt und wird mit den Worten zitiert: „Wenn du merkst, du hast gegessen, dann hast du schon zu viel gegessen!“

Vom Magen gelangt die Nahrung in den Zwölffingerdarm, die nächste Kammer, in der ganz andere chemische Prozesse möglich sind, weil hier ein basisches Milieu herrscht. Die Säfte der Galle und der Bauchspeicheldrüse sowie einige Darmsekrete können hier in einer Zusammensetzung, die u. a. vom Fettgehalt der Nahrung bestimmt wird, diese weiter aufschließen, aber nur, wenn die „Tür" zum Magen richtig geschlossen ist. Gerade wenn der Magen überdehnt ist, kann es sein, dass der Pförtner dieser Aufgabe nicht mehr gewachsen ist!

Die nächste Kammer ist der Dünndarm. Auf dieser je nach Kontraktionszustand 3-6 m langen Strecke beginnt die Resorption, oder die Aufnahme, der Nährstoffe aus der jetzt weitgehend verdauten Nahrung. Darmzotten sorgen hier für eine geradezu sagenhafte Vergrößerung der Oberfläche, allerdings auch für Nischen, in denen sich Stoffe ablagern und zu Faulprozessen führen können. Dem entgegen wirkt ein ausreichender Fasergehalt in der Nahrung, der den Darm wie eine Bürste durchschruppt.

Bis in den Dünndarm läuft die Verdauung mithilfe körpereigener Enzyme ab, wohingegen im Dickdarm das Reich der Symbiose beginnt. Die Bakterien im Dickdarm helfen uns bei der Verrichtung von Prozessen, zu denen unser Körper alleine nicht in der Lage wäre. Sie erzeugen für uns essenzielle Vitamine und Aminosäuren, die unser Körper braucht, aber nicht selbst herstellen kann. Diese lebensnotwendige Darmflora müssen wir schützen. Antibiotika, welche wir bewusst zu uns nehmen, greifen sie ebenso an, wie solche, von denen wir nicht wissen, dass sie sich in unserer Nahrung befinden, weil sie ihr zugesetzt wurden, um eine höhere Haltbarkeit der Lebensmittel zu erzielen oder um Erkrankungen bei Zuchttieren auch dort zu verhindern, wo diese unter krankmachenden Umständen gehalten werden. Eine ganze Menge von Dingen, die wir zu uns nehmen, die unserer Nahrung zugesetzt oder als Rückstände enthalten sind, können sich verheerend auf unsere Darmflora auswirken. Selbst Hefepilze, die in unserem Darm nichts verloren haben, können sich einnisten und willige Helferlein aus unserer Darmflora verdrängen. Der beste Schutz unserer Darmflora besteht aus einer artgerechten Ernährung.

Und doch: Genau hier scheiden sich die Geister!

Artgerechte Ernährung?

Ein Streiflicht fällt in Jon Krakauers Roman „In die Wildnis" auch darauf, was für den Menschen ursprünglich einmal artgerecht war und was nicht. In der auf wahren Gegebenheiten beruhenden Geschichte zieht sich der junge Christopher McCandless nach seinem Studium in die Weiten Alaskas zurück, um in Abgeschiedenheit über seinen weiteren Lebensweg nachzudenken. Als er seine Vorräte aufgebraucht hat, ist er gezwungen, sich unmittelbar von der Natur zu ernähren.

Er hat schießen gelernt, Gewehr und Messer mitgebracht und es gelingt ihm tatsächlich auch, einen Elch zu erlegen. An Zivilisationskost gewöhnt schenkt er den relativ leicht zugängigen Innereien wenig Beachtung und konzentriert seine Bemühungen stattdessen auf das Muskelfleisch. Nach Stunden der schweißtreibenden Arbeit mit diesem zähen Zeug muss er aufgeben: Fliegen und Maden kommen ihm zuvor und machen den Fleischberg ungenießbar, der ihn theoretisch über Monate hinweg hätte ernähren können. Tatenlos und hungrig muss er dabei zusehen, wie ein Rudel Wölfe mit der gleichen Aufgabe kurzen Prozess macht: Ihre Reißzähne sind so kräftig, dass sie ihr gesamtes Körpergewicht daran hängen können. Mit ihren meißelförmigen Backenzähnen zerteilen sie Knorpel und zersplittern Knochen. Sie reißen das Fleisch aus dem Kadaver und verschlingen es in großen Stücken. Wölfe brauchen hierfür keine Hilfsmittel, die Natur hat sie für diese Art der Ernährung perfekt ausgestattet.

Der Mensch hat keine Reißzähne, keine Klauen, nichts, womit er ein Tier effizient einfangen, töten und aufbrechen könnte. Wenn wir neben einer Kuh, oder auch nur neben einem Schwein stehen, spüren wir schnell, dass diese Tiere für uns als Nahrung überhaupt nicht in Betracht kämen, wenn wir keine Waffen und Werkzeuge erfunden hätten. Was aber war, bevor der Mensch diese Werkzeuge hatte? Er muss sich zwangsweise in erster Linie vegetarisch ernährt haben, konnte höchstens gelegentlich Kleingetier und Insekten mit in seine Nahrung einbezogen haben. Oder soll man glauben, die Natur habe ihn mit dem frommen Wunsch in die Welt gesetzt „Hoffentlich gelingt es Dir rechtzeitig, Werkzeuge zu erfinden, denn sonst musst Du eines langsamen Todes an Vitamin B12-Mangel sterben!"?

Und doch sucht man uns einzureden, dass Gesundheit für den Menschen ohne den Verzehr von tierischem Eiweiß nicht möglich sei. Hierfür subventionieren wir die Fleischproduktion mit unseren Steuergeldern und produzieren mehr in industriellen Mastanlagen als wir selbst bei unserem enormen Fleischkonsum beim bestem Willen verzehren können.

Raubtiere wenden sich bei größerer Beute zuerst den besonders nahrhaften Innereien zu, für sie ein ausgesprochener Leckerbissen. Stellen Sie sich einen richtigen Leckerbissen vor, lieber Leser, einen, der Ihnen das Wasser im Munde zusammenlaufen lässt. Und dann einen Metzger, der gerade die Innereien aus einem geschlachteten Tier holt: Sind das solche Leckerbissen, oder dreht sich Ihnen bei dem Gedanken eher der Magen um?

Das sind Reflexe, die tief aus unserem Inneren kommen. Warum vertrauen wir ihnen nicht? So völlig anders ist das nicht beim Rauchen: Wer hätte jemals seinen ersten Zug aus einer Zigarette getan und gesagt „Welch ein Genuss!". Stattdessen überfällt uns ein krampfhafter Hustenanfall, die Abwehrreaktion unseres Körpers. Und doch lernen viele, diesen Reflex zu überwinden, werden gar abhängig vom so antrainierten Genuss, bis sie auf dessen Entzug am Ende mit schweren körperlichen Symptomen reagieren. Man kann über das Rauchen diskutieren, aber dieser erste Abwehrreflex ist richtig: Gut für unsere Gesundheit ist Rauchen sicherlich nicht!

Fleischessen dürfte für den Menschen ebenso eher ein erlerntes Verhalten denn essentielle Notwendigkeit sein. Wir verwandeln Abscheu in Genuss, indem wir das Beschaffen des Fleisches, das Züchten, Mästen und Schlachten anderen überlassen und es appetitlich abgepackt im Supermarkt kaufen, es würzen und mehr oder weniger raffiniert zubereiten.

Bitten Sie Ihren Metzger als Gegenprobe einmal um ein Steak, so, wie es direkt aus einem frisch geschlachteten Tier kommt. Vermutlich wird er sich weigern. „Das muss erst abhängen, sonst ist es viel zu zäh!" Falls Sie es doch bekommen, versuchen Sie einmal ein kleines Stück davon zu kauen, und Sie werden sehen: Er hat Recht! Frisches, rohes Fleisch ist für uns so gut wie ungenießbar. Der Mensch dürfte Fleisch erst ab dem Zeitpunkt als Nahrungsquelle in Betracht gezogen haben, ab dem er die Kontrolle über das Feuer hatte und es braten oder kochen konnte.

Warum aber läuft uns das Wasser nicht beim Anblick rohen Fleisches, wohl aber bei dem von reifen Früchten im Munde zusammen? Raubtiere suchen spontan niemals Süßes, so, wie es der Mensch bereits im Babyalter tut. Süße, das ist das Zeichen reifer Früchte. Der Mensch, der von Natur aus nicht Vegetarier im Sinne der Grasfresser ist (wir können Gras nicht einmal verdauen!), sondern eher als Fruchtfresser und Sammler von Knollen, Nüssen und Samen, ist von der gleichen Natur auch ideal dafür ausgestattet: Seine Fingernägel, die zum Jagen nutzlos sind, erlauben ihm, Dinge zu packen, auch wenn sie klein sind, oder sie auszugraben, zu zupfen, zu schälen usw. Seine Augen sehen eine schier unendliche Vielfalt von Farben, perfekt um Früchte zu unterscheiden und deren Reifegrad zuverlässig einzuschätzen. Raubtiere unterscheiden hingegen kaum Farben. Ihre Augen sehen dafür viel besser bei wenig Licht oder reagieren empfindlicher auf Bewegungen.

Viele meinen, der Mensch sei einfach ein Allesfresser. In gewisser Weise mag das aufgrund seiner enormen Adaptionsfähigkeit auch stimmen. Jedoch hat die Natur tatsächlich auch Allesfresser hervorgebracht und wir wissen, wie sie aussehen: Ein Bär hat von allem etwas. Bei der Jagd ist er erstaunlich schnell und dennoch enorm kräftig. Er hat einen feinen Geruchssinn, mit dem er seine Beute aufspüren und Tatzen, mit denen er sie niederstrecken kann. Er hat Reißzähne, mit denen er Beute aufbrechen kann. Hat er keine Beute, so kann er sich jedoch ebenso gut von Beeren und Nüssen ernähren.

Vermutlich haben die Menschen den Verzehr von Tieren vor Jahrtausenden als Überlebensstrategie erlernt, etwa in der Eiszeit, als die natürlichen Nahrungsquellen versiegten, oder auch, um den Lebensraum in nördliche Gefilde auszudehnen. Z. B. eben bis nach Alaska, wo eine Schneedecke das wenige, was dort gedeiht, über viele Monate im Jahr verschließt.

Jedoch essen wir nicht deswegen Fleisch, weil wir sonst nichts finden können. Wir können jede erdenkliche Nahrung in Läden kaufen und das im Überfluss. Da kommt den tierischen Nährstoffen nicht länger eine überlebensnotwendige Rolle zu, eher schon Genusscharakter. Man muss sich nicht jeden Genuss versagen, aber wir alle wissen, was passiert, wenn man sich dem Genuss ungehemmt hingibt. Ganz egal, ob Zigaretten, Süßigkeiten oder sonst etwas: Während man sich über deren Genuss in Maßen noch streiten kann, schaden sie im Übermaß allesamt unserer Gesundheit.

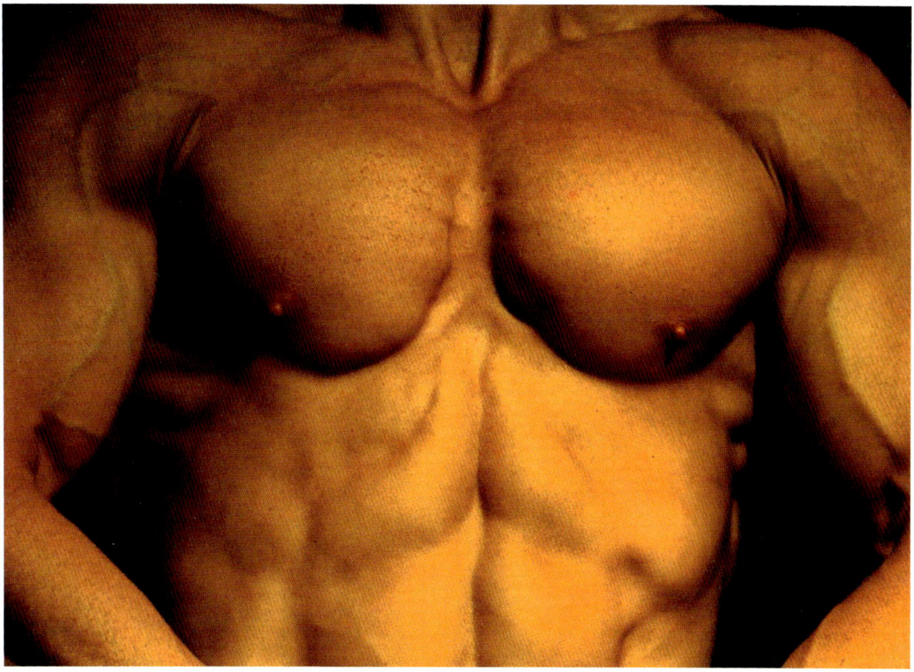

Riesige Muskelpakete - und dennoch Vegetarier. Ben France hat als Strongman und Bodybuilder Dutzende von Titeln errungen, ganz ohne Fleisch und Anabolika. Auch er ist ein lebender Gegenbeweis für den nicht nur unter Bodybuildern verbreiteten Mythos, ohne Fleisch gäbe es keine Kraft. Abdruck mit freundlicher Genehmigung.

Sie arbeiten körperlich und müssen kräftig und fit sein. Braucht man nicht wenigstens dafür Fleisch, das ja in dem Ruf steht Kraft zu verleihen? Sehen Sie sich einmal die Seite „www.veganstrength.de“ an, z. B. Alexander Dargatz, ein studierter Mediziner und Gesamtsieger der WFF-Bodybuilding-Weltmeisterschaft 2005 in der Fitnessklasse. Er ist Veganer, das heißt, er verzehrt überhaupt nichts, was von Tieren kommt, auch keine Milchprodukte oder Eier. Er verzichtet auch auf Anabolika, greift höchstens mal zu einer Multivitamintablette. Schneller laufen kann Edwin Moses. Er ist ebenfalls Vegetarier und hat 4 Weltrekorde im Hürdenlauf aufgestellt und zwei Olympiasiege errungen.

Sie widmen sich weniger der körperlichen als der geistigen Arbeit? Wussten Sie, dass Albert Einstein Vegetarier war? Mit den Worten „So lebe ich fettlos, fleischlos und fischlos dahin, fühle mich aber ganz wohl dabei. Fast scheint mir, dass der Mensch gar nicht als Raubtier geboren ist!" wird er zitiert und ebenso mit „Nichts wird die Chance auf ein Überleben auf der Erde so steigern wie der Schritt zur vegetarischen Ernährung".

Man suche einfach z. B. nach „bekannte Vegetarier" im Internet und erlebe sein blaues Wunder, dass dies gar kein versprengtes Häuflein verirrter Geister ist, sondern eine weit verbreitete Bewegung, der viele führende Köpfe angehören, von großen Denkern, Kirchenvätern, Philosophen und Politikern über berühmte Künstler, Ärzte, Schauspieler bis zu Kraft- und Hochleistungssportlern. Ben France, Autor der Seite „www.vegetarianbodybuilding.info", trifft in einem Interview den Nagel auf den Kopf: „Das Hauptproblem liegt darin, eine mentale Überzeugung zu ändern. Wenn man jahraus jahrein hört, dass ein Vegetarier keine Muskelmasse aufbauen kann, dann glaubt man das einfach irgendwann!"

In der Tat: Die Vorurteile sitzen tief. Wir haben aber gesehen, dass die Verknüpfung zwischen Fleisch essen und kräftig/gesund sein ein Konstrukt ist, vielleicht eines der Lebensmittelindustrie, die mächtige Profite aus solchen Überzeugungen erwirtschaftet. Gerade bei Krankheiten, besonders bei chronischen Krankheiten, gilt es den Körper zu entlasten, und etliche berühmte Ärzte sind dabei zu dem gleichen Schluss gekommen: Es gilt auch, den übermäßigen Konsum an tierischem Eiweiß einzudämmen.

Der schweizer Arzt Dr. Max Bircher-Benner führte ab 1895 Selbstversuche mit naturbelassener (also ungekochter) pflanzlichen Kost durch und wandte seine daraus gewonnenen Erkenntnisse mit großem Erfolg in seiner Privatklinik und später in seinem Sanatorium „Lebendige Kraft" (heute die Bircher-Benner-Klinik) in Zürich an. Er basierte seine Ernährungslehre auf einer überwiegend vegetarischen Kost, wobei er wesentlich mehr Wert auf die „Nährkraft" als auf Nährstoffe legte. Diese stammte für ihn aus der Sonnenenergie, die Pflanzen aufnehmen. Daher gab er solchen Pflanzen den Vorzug, die möglichst viel Sonnenenergie „getankt" hatten und achtete darauf, dass diese bei der Zubereitung möglichst wenig zerstört wird, wie es z. B. durch Erhitzung beim Kochen geschieht.

In etwas jüngerer Zeit beschritt Dr. Otto Brucker mit seiner „Vitalstoffreichen Vollwertkost" einen ähnlichen Weg und erzielte an der Klinik Lahnhöhe damit auch ganz ähnliche Erfolge bei der Behandlung von Zivilisationskrankheiten wie Gelenkbeschwerden, Arteriosklerose, Gallensteine, Diabetes mellitus etc. Ihm ging es dabei besonders auch um die Meidung von raffinierten Industrieprodukten, wie Zucker, Weißmehl und Margarine.

Dr. Gabriel Cousens beschäftigt sich in seiner Klinik in Arizona hauptsächlich mit Diabetes. Nach seinen Aussagen stirbt alle 10 Sekunden ein Mensch an dieser Krankheit, bei der Blutzucker nicht Ursache, sondern nur ein Symptom ist. Durch die Umstellung auf ungekochte pflanzliche Kost gelingt es ihm nach eigenen Angaben, innerhalb von nur 21 Tagen 33% der Diabetes-Typ-1-Patienten und 55% der Diabetes-Typ-2-Patienten von Insulingaben unabhängig zu machen und dabei den Blutzucker im Normalbereich von unter 100 mg/dl zu stabilisieren. Videodokumentationen dazu findet man unter „www.youtube.com“, wenn man nach „Gabriel Cousens“ sucht.

Muss man also zum Vegetarier werden?

Nur weil wir den Mythos entzaubert haben, der Mensch könne ohne Fleisch nicht gesund leben haben wir noch nicht bewiesen, dass Fleischgenuss in Maßen gesundheitsschädlich ist. Selbst Dr. Schatalova genießt nach eigener Aussage gelegentlich einen Festtagsbraten. Auch ernähren sich Vegetarier keineswegs automatisch richtig. Es gibt Vegetarier ebenso wie Fleischesser, die bereits auf den ersten Blick einen kränklichen oder antriebslosen Eindruck machen. Wir sollten allerdings in Erwägung ziehen, den ständigen Überkonsum von tierischem Eiweiß einzuschränken und Fleisch eher als Genussmittel denn als Grundnahrungsmittel zu betrachten. Eine groß angelegte Studie belegt diesen Gedankenansatz:

Pressemitteilung Nr. 12, 06. März 2003
des Deutsches Krebsforschungszentrum in Heidelberg

Vegetarier leben länger

Nach einer Studie des Deutschen Krebsforschungszentrums (DKFZ) haben Vegetarier ein drastisch verringertes Sterblichkeitsrisiko. 100 in der Altersgruppe der Studienteilnehmer zu erwartenden Todesfällen stehen nur 59 tatsächliche bei den Vegetariern gegenüber. Betrachtet man nur die männlichen Studienteilnehmer, so ist der positive Effekt mit nur 52 tatsächlichen Todesfällen noch ausgeprägter.

An der Studie, die seit 1978 unter der Leitung von Privatdozentin Dr. Jenny Chang-Claude läuft, nehmen rund 1900 Vegetarier teil. Die Wissenschaftler unterteilten die Studienteilnehmer nach verschiedenen Ernährungstypen. So gab eine kleine Gruppe – 60 Teilnehmer – an, außer Fleisch auch auf andere tierische Lebensmittel wie Eier

oder Milch zu verzichten (Veganer). Zwei Drittel der Studienteilnehmer meiden Fleisch, essen aber Eier und Milchprodukte (Ovo-Lakto-Vegetarier), rund ein Drittel gibt an, gelegentlich kleine Mengen an Fleisch oder Fisch zu essen (moderate Vegetarier).

Vergleicht man diese drei Kategorien, so scheinen sich die gelegentlichen Fleischkonsumenten für die gesündeste Ernährungsweise entschieden zu haben. Somit kann das verringerte Sterblichkeitsrisiko nicht mit dem völligen Verzicht auf Fleisch und Fisch erklärt werden.

Neben der Ernährungsweise erfasst die Studie auch andere Lebensstilfaktoren wie Rauchen oder körperliche Aktivität: Wie erwartet, erhöht Rauchen das Sterblichkeitsrisiko im Durchschnitt um 70 Prozent. Dagegen können sich Teilnehmer freuen, die ihre körperliche Aktivität als mittel oder hoch angeben: Im Vergleich zu Bewegungsmuffeln ist ihr Sterblichkeitsrisiko um ein Drittel verringert.

Vitamin B12

Der auf einer Verpackung angegebene Gehalt an Vitamin B12 kann für den Menschen bedeutungslos sein, denn zur Bestimmung werden oft Bakterienkulturen eingesetzt, welche für den Menschen nicht absorbierbare Analoge ebenso metabolisieren können, wie das benötigte Cobalamin.

Nach dem Londoner Professor Victor Herbert ist Cobalamin in nichts enthalten, was aus dem Boden wächst, wohl aber in Innereien von Tieren, in Muscheln, Fisch, Geflügel, Eigelb und zu einem geringen Grad auch in Milchprodukten. Fermentierte Nahrungsmittel, Hefe und Algen werden zwar häufig mit einem hohen Vitamin B12-Gehalt ausgewiesen, jedoch handelt es sich hierbei um für Menschen nicht nutzbare Analoge.

Auf der anderen Seite ist der Bedarf für Vitamin B12 sehr niedrig, laut Prof. Herbert höchstens 1 µg pro Tag. Da wir Vitamin B12 speichern und in einem hohen Maße resorbieren, kann es viele Jahre dauern, bis sich Mangelerscheinungen ausbilden. Diese drücken sich dann unter anderen aus durch:

- Müdigkeit/Abgeschlagenheit
- Verdauungsprobleme (Verstopfung/Durchfall)
- Schwindel
- Konzentrations- und Gedächtnisstörungen
- Im fortgeschrittenen Stadium Nervenschädigungen, Demenz und Megaloblastische Anämie.

Veganer, die keinerlei tierische Nahrungsmittel zu sich nehmen, könnten daher im Laufe der Zeit ein Vitamin B12-Defizit aufbauen. Jedoch wurden in Indien in großer Zahl Hindus studiert, die sich aus religiösen Gründen vegan ernähren und keinerlei solcher Mangelerscheinungen aufweisen. Wie ist das möglich?

Diverse Bakterien sind in der Lage Vitamin B12 zu erzeugen. Im menschlichen Verdauungstrakt befinden sich diese aber im Dickdarm, wo Vitamin B12 nicht absorbiert werden kann (das geht eine Stufe davor im Dünndarm). In der Tat ist der menschliche Kot extrem gehaltvoll an Vitamin B12, selbst wenn wir an Mangelerscheinungen leiden! Die englische Forscherin Sheila Callender zeigte in einem originellen aber wenig appetitanregenden Experiment, dass Menschen selbst bei ausgeprägten Vitamin B12-Mangel mit Extrakten aus dem eigenen Stuhl schnell geheilt werden können.

Bakterien, die Vitamin B12 außerhalb des menschlichen Verdauungstraktes herstellen, befinden sich auch in Rückständen von Erde oder Insekten auf dem Gemüse. Beim industriellen Ackerbau und unserer peinlichen Hygiene werden solche Verunreinigungen in der Regel aber gründlich abgewaschen oder abgeschält, so dass wir mit dem Gemüse kein Vitamin B12 erhalten, wie dies bei Naturvölkern der Fall sein mag. So konnte bei veganen Hindus, die von Indien nach England übergesiedelt waren, nach einiger Zeit ein Vitamin B12-Mangel festgestellt werden, der vorher nicht vorhanden gewesen war. Man führt dies auf die Anwendung von Kunstdüngern im Ackerbau zurück, auf die Verwendung von Pestiziden, die winzige Insekten abtöten, die bei der Produktion von Cobalamin eine Rolle spielen, sowie auf die wesentlich größere Hygiene bei der Nahrungszubereitung. Und noch ein weiterer Faktor kommt ins Spiel: Die Folsäure als Co-Faktor, der bei der Erhitzung von Gemüse recht schnell zerstört wird.

Mangelerscheinungen können aber nicht nur bei Vegetariern auftreten, denn das Angebot von Cobalamin ist nur das eine Problem, das andere ist seine Absorption, die von einem gesunden Verdauungssystem abhängt. Solche Absorptionsstörungen sind aber auch in der allgemeinen Bevölkerung verbreitet, so dass jeder von Vitamin B12-Mangel betroffen sein kann. Glücklicherweise lässt sich Vitamin B12 problemlos substituieren, Nebenwirkungen treten selbst bei Überdosierungen kaum auf.

In der Studie des DKFZ übertraf die Lebenserwartung der Vegetarier die der allgemeinen Bevölkerung bei weitem. Jedoch gab es kaum Unterschiede zwischen Veganern, Ovo-Lakto-Vegetariern, und moderaten Vegetariern, die nur ganz selten einmal Fleisch aßen. Anzeichen auf eine hohe Erkrankungsrate bei den Veganern aufgrund eines ausgeprägten Mangels an Vitamin B-12 ergaben sich aus dieser Studie somit nicht.

Warum roh?

1939 veröffentlichte Dr. Weston Price die erste Ausgabe seines Buches, das heute noch immer erhältlich ist: „Nutrition and Physical Degeneration“. Dieser ganzheitlich denkende Zahnarzt sah in den Zähnen einen Spiegel für die Gesundheit, beim Menschen wie beim Pferd oder anderen Lebewesen. Er hatte die Welt bis in ihre entlegensten Winkel bereist und viele Tausend Menschen dokumentiert. Dabei hatte er herausgefunden, dass bei Menschen, die fernab jeder Zivilisation lebten, Zahnfäule (Karies) und enge Kiefer mit schiefen Zähnen nur extrem selten vorkommen, oft bei weniger als 1%.

Es gab keine Diät, welche Eingeborene im australischen Busch, in entlegenen Bergdörfern in der Schweiz oder auf einsamen Inseln im hohen Norden Schottlands gemeinsam gehabt hätten, denn sie alle ernährten sich aus ihrem unmittelbaren Umfeld. Eines hatten sie jedoch gemein: Führte man diese Menschen einer modernen Ernährung mit Zucker, Auszugsmehlen und hochgradig konservierten und bearbeiteten Nahrungsmitteln zu, so entwickelten sie nach kurzer Zeit Karies und andere Probleme ebenso, wie wir sie in unserer Zivilisation auch kennen. In der nächsten Generation traten dann auch enge Zahnbögen und schiefe Zähne im üblichen Ausmaß auf.

Der Mediziner Dr. Francis Pottenger führte Experimente an 900 Katzen durch: Wurden sie ausschließlich mit gekochter Nahrung versorgt, so konnte man ähnliche Verformungen in Zahnbögen und Schädeln beobachten, wie sie Dr. Price bei Menschen verzeichnet hatte. Nach der 3. Generation war die Gruppe der Katzen, die keine rohe Nahrung erhalten hatten, so stark degeneriert, dass sie zu keiner Fortpflanzung mehr fähig war. Die kompletten Schlussfolgerungen sind unter „www.ppnf.org“ nachzulesen und sind u. a.:

1. **Die Nahrung der Naturvölker war wesentlich reicher an Vitaminen und Mineralien und wuchs auf Böden, die nicht ausgelaugt waren.**

2. Die Nahrung stammte aus der unmittelbaren Umgebung, saisonales Gemüse wurde gewöhnlich frisch nach der Ernte verzehrt.
3. Nahrungsmittel wurden komplett verzehrt, nicht auszugsweise.
4. Zucker und Auszugsmehle kamen überhaupt nicht vor und selbst natürliche Süßigkeiten machten einen völlig unerheblichen Teil der Ernährung aus.
5. Perioden der Abstinenz oder Unterernährung wechselten sich ab mit Phasen, in denen nach Herzenslust gegessen wurde.
6. Die Lebensweise wurde von einem hohen Grad an körperlichen Aktivitäten bestimmt.

Dr. Schnitzer legt dar, wie durch Erhitzen nicht nur Vitamine in der Nahrung verloren gehen, sondern auch so genannte „Maillard-Reaktionen" eintreten. Dabei gehen schon ab 70°C bestimmte Zuckerstoffe schwer lösliche und unverdauliche Verbindungen mit Eiweißbausteinen wie z. B. dem Lysin ein. Diese Verbindungen wirken sich nach seiner Darstellung schädigend auf Kapillargefäße aus, mit Konsequenzen bis hin zu Zahnfleischbluten und Parodontose. Als Ausnahme führt er die Kartoffel an, in der diese Zuckerstoffe nicht vorkommen und die Maillard Reaktion erst bei höheren Temperaturen einsetzt, wie auch die Erhitzung von frisch gemahlenen, ganzen Getreidekörnern, z. B. zum Backen von Brot.

Warum sind dann aber viele der Meinung, rohes Gemüse bereite ihnen Verdauungsstörungen? Verschiedene Gründe kommen hierfür in Frage:

- Rohes Gemüse kann normalerweise sehr schnell verdaut werden. Behindert man aber den Verdauungsablauf, indem man gleichzeitig Nahrungsmittel zu sich nimmt, deren Verdauung wesentlich länger dauert, so kann ein Gärungs- oder Fäulnisprozess eintreten, der uns Verdauungsstörungen bereitet. Dies kann auch schon geschehen, wenn man versucht, Rohkostsalate mit Rahmsoßen oder Ölen zu verfeinern.
- Bei der Rohkostbewegung vor einigen Jahrzehnten wurde Gemüse meist zerkleinert und gerieben. Hierdurch wird die zelluläre Integrität zerstört und es setzt ein Oxidationsprozess ein, den man auch anhand einer Verfärbung sehen kann. Hierdurch wird das Gemüse schwer verdaulich.

Am besten findet man auch hier durch eigene Versuche seinen Weg. So mag es sein, dass das Mittagessen eine problematische Mahlzeit darstellt. Vielleicht hat man nicht genügend Zeit, kann sich nicht von Arbeitsproblemen lösen oder nimmt es gleich in Form eines „Arbeitsessen" zu sich. Während des Essens hat man den Kopf voller Sorgen, und das parasympatische Nervensystem, das wir besonders dann brauchen, wenn wir schwer verdauliche

Nahrung aufschließen müssen, mag nicht so recht in Gang kommen, weil die Lage gar zu angespannt ist. Vielleicht drückt obendrein die Terminnot, so dass man ins Schnellrestaurant geht, wo vieles frittiert wird, nimmt also gerade dann schwer verdauliche Nahrung zu sich, wenn es dem Körper am schwersten fällt, damit umzugehen.

Am Nachmittag verspürt man dann bleierne Müdigkeit, die man durch den zusätzlichen Konsum von Kaffee auszugleichen versucht. Welch eine Routine für uns „zivilisierte“ Menschen!

Es geht aber auch ganz anders: Man versuche einfach einmal wenigstens an Arbeitstagen sein Mittagessen so zu gestalten, wie wir es auch in der freien Natur finden könnten, unserem Verdauungssystem also das anzubieten, wofür es ursprünglich einmal geschaffen war. Das geht ganz einfach mit ein paar Stück Gemüse, die wir in einer Frischhaltebox mit in die Arbeit nehmen. Vielleicht eine Gurke, ein paar Tomaten, eine Zucchini, eine Paprika, eine Stange Sellerie, ein Apfel - was eben an frischem Obst und Gemüse zur Hand ist. Ein paar Minuten mit geschlossenen Augen reichen aus, um vom Alltagsstress etwas herunterzukommen. Vielleicht gelingt es gar, das Herz etwas für dieses Stück Natur im Büroalltag zu öffnen, so dass man sich richtig auf die ersten Bissen freuen kann.

Ein solches Mittagessen braucht auch bei sorgfältigem Kauen kaum 15 Minuten. Anschließend erlebe man, wie energiespendend die Nahrungsaufnahme für den Menschen sein kann: Keine Spur von Nachmittagsmüdigkeit, auf den Kaffee lässt es sich leicht verzichten! Und abends kommt man dann mit einem gesunden Appetit nach Hause, denn der Magen hatte Zeit, sich völlig zu entleeren und auszuruhen und ist jetzt wirklich für eine neue Nahrungsaufnahme bereit.

Wenn schon mehr Obst und Gemüse, auf was sollte man dabei achten?

Möglichst frisch sollte es sein. Je länger die Transportwege, desto unreifer muss geerntet werden, desto mehr muss behandelt, bestrahlt, konserviert und denaturiert werden. Fast alle Lebensmittelskandale involvieren die industrialisierte Erzeugung von Lebensmitteln in Riesenfarmen oder Fabriken mit langen Vertriebswegen! Der Markt, eine uralte Institution, sollte als kürzester Weg vom Kleinbauern auf den Tisch des Verbrauchers wieder aufleben.

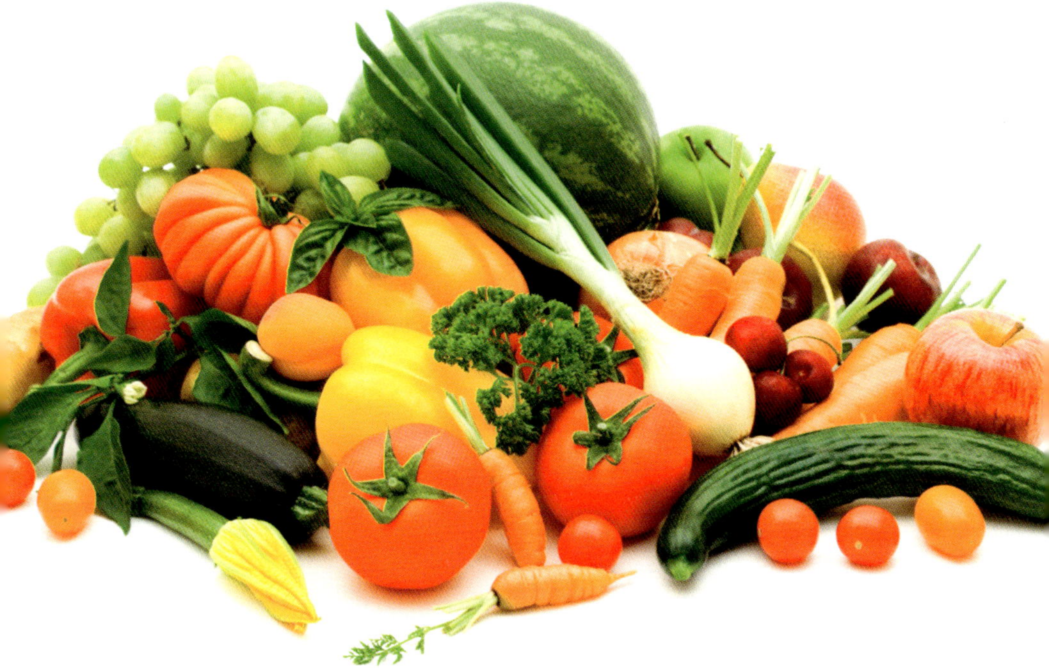

Manch ein Bauernhof hat auch den Direktvertrieb für sich entdeckt, etwa mit praktischen „Abokisten", in denen man jede Woche wirklich frisches Gemüse der Saison aus dem Umland direkt ins Haus geliefert bekommt.

Auch Rückstände von Chemikalien, z. B. Pestiziden, sollte man beachten. Die Environmental Working Group (www.foodnews.org) hat eine besonders übersichtliche Liste herausgegeben. Demnach soll man Sellerie, Pfirsiche, Erdbeeren, Äpfel, Heidelbeeren, Nektarinen, Paprika, Spinat, Grünkohl, Kirschen, Kartoffeln und Trauben möglichst nur aus organischem Anbau beziehen. Bei Zwiebeln, Avokados, Ananas, Mangos, Erbsen, Spargel, Weißkohl, Melonen, Grapefruits, Auberginen und Süßkartoffeln waren hingegen auch aus konventionellem Anbau kaum Rückstände auffindbar. Detaillierte und aktualisierte Listen hierzu bieten auch die Verbraucherschutzzentralen im Internet: www.verbraucherzentrale.de.

Empfehlungen für CMD-Patienten

Wir haben uns die Erkenntnis erarbeitet, dass die CMD im Wesentlichen aus dauerhaften Kompensationen besteht, welche von Muskeln aufrecht erhalten werden, also in chronischen muskulären Verspannungen resultieren. Forscher im rheumatologischen und metabolischen Forschungslaboratorium in Stockholm konnten zeigen, dass sich in Muskeln in einem isometrischen Kontraktionszustand, wenn also statische Kraft ohne Bewegung ausgeübt wird, Lactat und Pyruvat akkumulieren. Es kommt zur verstärkten Präsenz von H^+ Ionen und damit zum Abfall des intrazellulären ph-Wertes:
Das Muskelgewebe wird zusehends sauer. Die CMD kann daher im Endeffekt auch ein Prozess der Säurebildung sein.

Für den CMD-Patienten ist außerdem gut, was allgemeine Entlastung schafft, dem Körper die Entschlackung, Entgiftung und die Aufnahme von Nährstoffen erleichtert. Manche CMD geht auch mit Abgeschlagenheit einher. Vor diesem Hintergrund ergeben sich folgende Konsequenzen:

1. **Entwickeln Sie den unbeugsamen Willen zu Ihrer guten Gesundheit zurückzufinden. Lösen Sie sich von etwaigen Anschuldigungsmustern, bei denen Sie andere für Ihre Misere verantwortlich machen und entwickeln Sie stattdessen die Bereitschaft, Ihr Schicksal in die Hand zu nehmen und zu tun, was auch immer notwendig ist! Dies ist ein Kernsatz für das gesamte Buch.**
2. **Belasten Sie Ihren Körper möglichst wenig mit Industriezucker. Gewöhnen Sie sich an, die Inhaltsangaben auf den Verpackungen zu lesen. Sie werden sich wundern, wie viel Zucker sich auch dort versteckt, wo Sie ihn nie vermutet hätten und wo er völlig überflüssig ist! Nehmen Sie Abstand von Süßgetränken wie Limonaden und Colas etc.**
3. **Reduzieren Sie Ihren Fleischkonsum. Gewähren Sie Ihrem Körper nach jedem Fleischgenuss wenigstens einen Tag Pause, d. h. nehmen Sie höchstens jeden zweiten Tag Fleisch zu sich, besser noch jeden dritten Tag oder seltener. Das Fleisch, das Sie verzehren, sollte nach Möglichkeit von Weidetieren stammen und keine Rückstände von Antibiotika aufweisen. Anfangs mag es schwer fallen, eine Vorstellung davon zu entwickeln, was man ohne Fleisch überhaupt essen soll, besorgen Sie sich daher einen guten Ratgeber zur vegetarischen Kost.**
4. **Nehmen Sie nicht unnötig viel säurebildende Nahrung zu sich und schaffen eine positive Bilanz zwischen basen- und säurebildender Nahrung.**
5. **Verzichten Sie auf Auszugsnahrung zugunsten ballaststoffreicher Vollkost. Auch Säfte enthalten eine unnatürliche Fructosekonzentration!**
6. **Versuchen Sie Alternativen zu den großen Supermarktketten aufzutun, durch die Sie an reif geerntetes Obst und Gemüse aus dem Umland gelangen können.**

Abgepacktes hat meist einen langen Weg hinter sich und wird künstlich daran gehindert, Spuren der Verwelkung oder des Verfaulens zu zeigen. Tiefgefrorenes wird vor dem Gefrieren meist blanchiert, wodurch viele Vitalstoffe verloren gehen. Der bequemste Weg ist oft nicht der gesündeste!

7. Essen Sie niemals in Hast, sondern nehmen Sie sich Zeit, um in Ruhe zu essen.
8. Kauen Sie beim Essen die Nahrung sorgfältig - daher ist es besser, wenn sie schmackhaft ist, so dass dies nicht zur Pflicht, sondern zum Genuss wird! Falls Sie beim Kauen Beschwerden in einem Kiefergelenk haben, so ist es oft besser, die Nahrung gerade <u>nicht</u> auf der anderen Seite zu kauen. Hierdurch würde das kranke Kiefergelenk meist nicht geschont sondern noch mehr belastet.
9. Vermischen Sie unterschiedliche Nahrungsarten möglichst wenig und essen Sie leicht verdauliche Nahrung nicht nach schwer verdaulicher, z. B. Obst nach Eiweißhaltigem oder Fettem.
10. Gewähren Sie Ihrem Verdauungstrakt zwischen den Mahlzeiten ausreichende Ruhepausen, nach Fleischgenuss mindestens acht Stunden, nach einer vegetarischen Mahlzeit mindestens vier.
11. Falls Sie Verdauungsstörungen haben, finden Sie heraus, ob Sie Nahrungsmittelunverträglichkeiten haben. Diese sind z. B. gegen Fructose, Laktose und Milcheiweißstoffe gar nicht so selten! Meiden Sie die im Verdacht stehende Substanz einige Tage lang völlig, z. B. bei Verdacht auf Fructoseunverträglichkeit kein Obst, kein Zucker, keine Marmelade, kein Honig usw. Unverträglichkeiten kann man am besten durch die komplette Vermeidung eines Stoffes eingrenzen, darf ihn dann aber nicht versehentlich in versteckter Form zu sich nehmen!
12. Wenn Blähungen mit Zungenbelag, Muskelschmerzen, Müdigkeit und Heißhunger nach Süßem einher gehen, besteht auch die Möglichkeit einer Pilzinfektion, vor allem, wenn Sie in der Vergangenheit öfters Antibiotika eingenommen haben, vielleicht auch versteckt in der Nahrung. Besorgen Sie sich in diesem Fall einen Ratgeber, der aufklärt und Tipps gibt, wie man einen geeigneten Arzt ausfindig machen kann.
13. Müdigkeit und Abgeschlagenheit können die Folgen einer Depression sein, aber auch auf einen Mangel an Eisen oder Vitamin B 12 zurückzuführen sein. Eisenmangel kann der Arzt feststellen, Vitamin B 12 kann leicht substituiert werden. Bei Absorptionsstörungen muss dies allerdings mit Sublingual- oder Injektionspräparaten erfolgen.

Ergänzungspräparate

Arzneimittel und Vitaminkuren stehen nicht im Zentrum der Betrachtungen in diesem Buch. Daher folgt nur eine sehr kompakte Liste. Man muss immer auch mögliche Wechselwirkungen mit Medikamenten, Alkohol etc. bedenken, daher wird dem Laien das Experimentieren auf eigene Faust nicht empfohlen. Lieber den Arzt oder Apotheker um Rat fragen!

Problem:	Kommentar:	Präparat:
Müdigkeit, Antriebslosigkeit. Konzentrationsstörungen	Neben einem Mangel an Nährstoffen sind hier u. a. auch Schlafprobleme, Sauerstoff-/ Bewegungsmangel, psychische Probleme, chronische Pilzinfektionen, und Belastungen durch Umweltgifte zu bedenken.	Ginseng, z. B. als Tee; Vitamin B12 (bei Absorptionsstörungen sublingual oder als Injektion); Vitamin E; Folsäure; Zink; Magnesium, Eisenchelat (nicht -sulfat), Chlorella Algen.
Kopfschmerzen	Prinzipiell sollte in erster Linie versucht werden, Kopfschmerzen ursächlich zu behandeln, wenn sie z. B. von chronischen Nackenverspannungen herrühren, von Vergiftungen, Schlafmangel, Augenproblemen, oder eben einer CMD.	Niacin, Vitamin-B-Komplex (Depot), Kalzium und Magnesium (im Verhältnis 2:1), Ginkgo bilboa, Weidenrinde, Johanniskraut.
Muskelkrämpfe, -schmerzen	Auch hier sollten in erster Linie die Ursachen wie Fehlhaltung, Fehlbiss usw. behandelt werden.	Kalzium und Magnesium (Chelat), Vitamin E, B1 (Thiamin, B6 (Pyridoxin), Biotin, Vitamin D.
Verdauungsstörungen	Neben ungünstigen Essgewohnheiten sollten auch mögliche Unverträglichkeiten beachtet werden, z. B. gegen Fructose, Laktose, etc.	Lactobacillus acidophilus (bei gleichzeitiger Pilzinektion nicht auf Hefebasis, 3x täglich 2 Kapseln 1/2 Std. vor dem Essen).
Viel Koffeingenuss	Filterkaffee enthält besonders viel Koffein, Cola etwa die Hälfte, schwarzer Tee ebenso. Wie mit allen Genussmitteln Maß halten!	Vitamin B (bes. Inosit), Vitamin C, Kalium.
Rauchen	Jede Zigarette zerstört 25-100 mg Vitamin C, führt zu Oxidationsprozessen und behindert die Zellatmung.	Antioxidantien (Vitamin A, C, E, Selen).

Interdisziplinäres

Bei der Behandlung der CMD ist die Kooperation mit Partnern aus anderen medizinischen Bereichen immer dann sinnvoll, wenn:

- Funktionelle Blockaden die Reaktion des Patienten auf eine Auflösung von okklusalen Kompensation verhindern.
- Segmentübergreifende Störungen auf das Cranio-Mandibuläre System einwirken.
- Die akut bestehende Symptomatik dadurch schneller und effizienter aufgelöst werden kann.

Jedoch tun sich bei der interdisziplinären Kooperation auch Fallgruben auf:

- Es kann zu Kompetenzgerangel kommen, das ein gemeinsames Arbeiten stört.
- Es kann zu Automatismen kommen, zu undifferenzierten Abläufen, wenn automatisch immer der gleiche Kreis von Co-Therapeuten eingebunden wird, egal, was dem Patienten im Einzelfall fehlt, was die Behandlung dann verlangsamt, verkompliziert und verteuert.

Es spielt weniger eine Rolle, wer den höheren akademischen Grad aufweisen kann oder bekannter ist. Wichtig für eine interdisziplinäre Kooperation ist ein gemeinsamer Plan. Zahnarzt und Co-Therapeut müssen genug von der Arbeit des anderen verstehen, um zu erkennen, wann eine Kooperation wirklich sinnvoll ist, und wie die Arbeit des einen die des anderen beeinflusst. Im Studium und der Ausbildung wird wenig oder nichts über die klinische Arbeit in anderen Fachrichtungen gelehrt und die gemeinsame interdisziplinäre Fortbildung ist oft noch sehr lückenhaft, so dass hier ein kolossaler Nachholbedarf existiert.

Eine sinnvolle Kooperation bei der neuromuskulären Herangehensweise kann einbinden:

- **Neuromuskuläre Therapie:** Diese wurde in Deutschland durch den amerikanischen Masseur Paul St. John über das Institut für Temporo-Mandibuläre Regulation eingeführt, daher ist ein gewisser Kenntnisstand der zahnärztlichen Belange in das Konzept integriert. Die Neuromuskuläre Therapie versucht durch manuelle Techniken einen Tonusausgleich der Muskulatur herbeizuführen, welcher eine Neuordnung der skelettalen Ausrichtung und eine Entlastung der Gelenke bewirkt. Ein wesentlicher Teil der Ausbildung in der Neuromuskulären Therapie (NMT) befasst sich mit der Rolle der einzelnen Muskeln bei der Veränderung der Körperstatik und dem Erkennen und Auflösen von Verspannungsmustern im Körper, denn Muskelverspannungen existieren in der Regel nicht isoliert in einzelnen Muskeln sondern stehen im funktionellen Zusammenhang mit übergeordneten Reflexen. Siehe auch www.schrottenbaum.de.

- **Rolfing:** Eine Form der Haltungstherapie, die ebenfalls auf eine verbesserte Ausrichtung der Körperhaltung gegenüber der Schwerkraft abzielt, dieses aber vorrangig über die Therapie von Bindegewebe und Faszien zu erreichen sucht. (www.rolfing .org).
- **Manualmedizin:** Es wird versucht, durch Lösung von Gelenkblockaden, vor allem entlang der Wirbelsäule, die Tonusänderung in der Muskulatur herbei zu führen. Siehe auch www.ewmm.de.
- **Atlas-Therapie:** Die Funktion der oberen HWS ist mit der des Cranio-Mandibulären Systems besonders eng verknüpft, denn beide Segmente arbeiten bei Kompensationen oft vernetzt. Die Atlastherapie wurde kürzlich auch kommerziell entdeckt, weshalb man den Formen der Atlastherapie, die in Lizenzmodellen vertrieben wird, oder durch professionelle Prospekte beworben wird, vielleicht mit gesunder Kritik gegenüberstehen sollte. Die Atlastherapie nach Arlen beinhaltet einen geordneten Ausbildungsgang (www.aegamk.de).
- **Osteopathie:** Der Name ist irreführend, denn der Osteopath befasst sich keinesfalls nur mit Knochen. Man erkennt dies auch am Beispiel der „Viszeralen Osteopathie", vom Namen her ein seltsames Gebilde, denn in der Viszera sind eben keine Knochen. Dennoch kann sie viel Positives zur CMD-Therapie beitragen. Da es in der Osteopathie ganz verschiedene Schulen und Richtungen mit unterschiedlichen Schwerpunkten gibt, sei es dem Leser überlassen, sich bei den unterschiedlichen Quellen im Internet zu informieren.
- **Physiotherapie:** Der Physiotherapeut hilft, indem er mobilisiert und Muskeln entspannt. Über die Jahre erhielt die CMD auch hier mehr und mehr Aufmerksamkeit. Leider wird in Deutschland die Physiothe-

rapie stark unterbewertet. Physiotherapeuten dürfen frei eigentlich nur an Gesunden arbeiten und gelten ansonsten „nur" als weisungsgebundener medizinischer Hilfsberuf. Hinzu kommen noch Reglementierungen, die sie zu kurzen Behandlungszeiten nötigen, wodurch gerade erfahrene Praktiker oft nicht zur Entfaltung kommen können.

- **HNO:** Bei CMD-Patienten kann es Überlagerungen von Symptomen mit solchen geben, die von einer chronischen Reizung der Kiefer- und Stirnhöhlen stammen. Auch sind chronische Mundatmer anfälliger für eine CMD und hier kann es nützlich sein, wieder einen Luftweg durch die Nase zu etablieren. Der HNO Arzt kann auch bei organisch verursachten Gleichgewichtsstörungen ein wichtiger Partner sein.
- **Neurologie:** Vor allem, wenn es um den Ausschluss von raumfordernden Prozessen wie Tumoren geht, ist der Neurologe ein wichtiger Partner. Oftmals widmen sich Neurologen auch der Schmerztherapie.
- **Augen:** Sehstörungen können Muskelverspannungen in Kopf und Nacken unterhalten, die zu Symptomen ähnlich denen der CMD führen. Eine Sonderstellung nehmen dabei Stellungsfehler der Augen, die so genannte „Winkelfehlsichtigkeit" ein. Diesbezüglich schwelt ein Streit zwischen Optometristen, die eine solche messen und korrigieren, und Augenärzten, die sie in ihrer Relevanz oft negieren. Die Praxis zeigt jedoch gelegentlich erstaunliche Veränderung bei der optischen Korrektur solcher Stellungsfehler, und manchmal sind dadurch Symptome, die einer CMD zugeschrieben wurden, verschwunden, noch ehe mit einer Aufbisstherapie überhaupt begonnen wurde!
- **Emotionale/Verhaltens-Therapie:** CMD-Patienten können unter Angewohnheiten oder Verhaltensweisen leiden, die einer Muskelentspannung im Wege stehen. Sei es die Art und Weise wie mit Beruf, Familie oder Stress umgegangen wird, seien es emotionale Blockaden, welche in Verhaltensweisen münden, die dazu führen, dass die Problematik sich ständig neu aufbaut oder erst gar nicht lösen lässt. Dies dürfte ein Feld sein, auf dem besonders wenig Überlappung mit der Ausbildung des Zahnarztes existiert, so dass es hier nicht selten besonders schwierig ist, zu einer gezielten Kooperation zu finden.

Es ist wenig sinnvoll, hier eine Liste aller denkbarer medizinischen Fachbereiche aufzuführen, die bei einer CMD möglicherweise hinzugezogen werden könnten; sie wäre ermüdend. Die aufgeführten Kooperativen sind hingegen eher typische Beispiele. Wenn der Zahnarzt die Fäden in der Hand haben will, muss er sich mit diesen Fachgebieten genügend beschäftigen, um einen kompetenten Kooperationspartner ausfindig machen zu können. Gut ist auch, wenn er sich Kontrollmechanismen schafft, mit denen er prüfen kann, ob durch diese Kooperation auch wirklich eine Verbesserung der für die CMD spezifischen Problematik ergibt. Hier kann z. B. die Photometrie eine wertvolle Hilfe sein, bei der eine standardisierte Aufnahme der Körperhaltung angefertigt und auf Haltungsfehler wie Skoliose, Beckenschiefstand, Kopffehlhaltung usw. ausgewertet wird. Eine Haltungstherapie hätte hier das konkrete Ziel, ein neutraleres Kräfteumfeld für die Cranio-Mandibuläre Funktion zu schaffen, und dies sollte später in einer neuen photometrischen Auswertung klar erkennbar sein.

Problemstelle Bissregistrierung

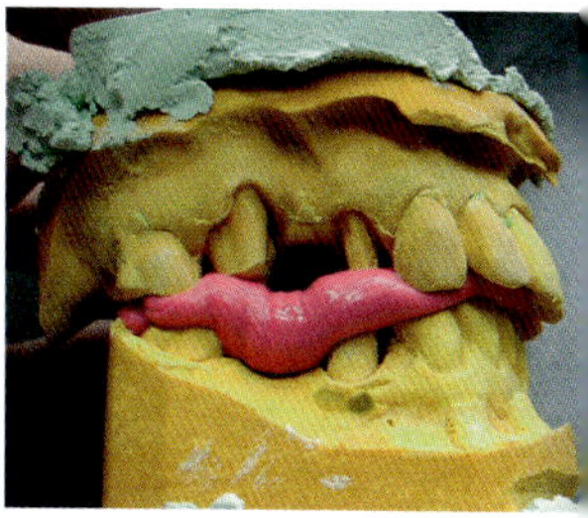

Ein Bissregistrat (hier rosa) dient der Zuordnung des unteren zum oberen Modell im Artikulator.

Erst jetzt kommen wir zur heiklen Fragestellung, welches der „richtige“ Biss für den Patienten ist. Wir wissen aber durch die beschriebenen Untersuchungen und Testungen über diesen Biss schon eine ganze Menge! So können wir als Zahnärzte unsere Entscheidungen auf Erfahrungswerte stützen, die wir mit dem Patienten individuell gemacht haben, statt uns blind auf irgendwelche Dogmen verlassen zu müssen. Auch hat sich durch die Vorbehandlung und/oder Heimtherapie die Lage hoffentlich schon weitgehend entkrampft, der Patient hat wieder Mut geschöpft und fühlt sich insgesamt bereits besser und zuversichtlicher.

Soll aber ein Bissbehelf individuell angefertigt werden, so braucht man ein Bissregistrat, mit dem man die Zahnmodelle des Patienten in der erwünschten Relation zueinander im Artikulator einstellt. Im Grunde müssen wir dabei lediglich sicher stellen, dass die bereits erreichte Lösung von Kompensationen nicht durch die Bissnahme selbst wieder kompromittiert wird.

Klassische Bissnahmetechniken

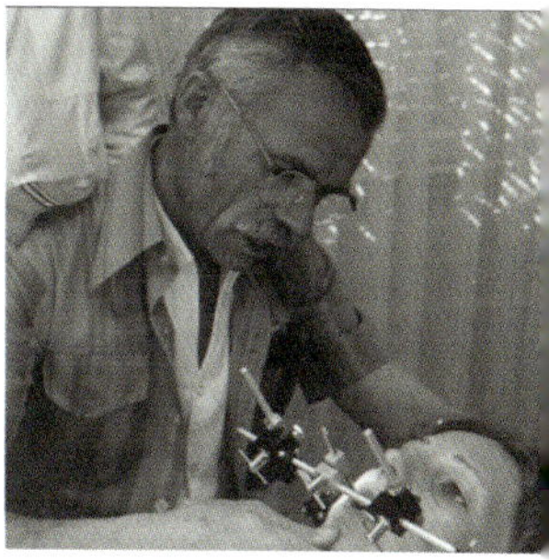

Walter Schöttl, Vater des Autors, in den 70-er Jahren bei der Manipulation der terminalen Scharnierachse am liegenden Patienten.

Handgeführte Bissnahmen eignen sich hierfür prinzipiell nicht, denn es wird dem Zahnarzt so gut wie nie gelingen, durch Herumdrücken am Kiefer des Patienten eine Kieferstellung zu ermitteln, in der der Patient selbst dann locker und ohne Kompensationen eine Verzahnung herstellen kann.

Bei der **Axiographie** beinhaltet die Bezeichnung bereits, dass die Bewegung der terminalen Scharnierachse vermessen wird, eine postulierte Achse, die ohne Kompensation nicht im Bereich der Gelenkkondylen ermittelbar

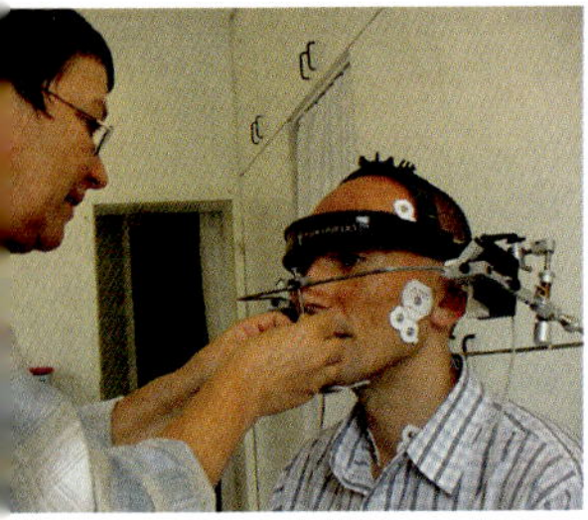

In Deutschland dürften weltweit die meisten Axiographiegeräte entwickelt worden sein und auch heute noch zur Anwendung kommen!

ist. Um sie zu erzeugen, müssen künstlich Rotationsbewegungen im unteren Gelenkspalt isoliert werden, während der obere Gelenkspalt immobilisiert wird, um ein Verschieben der Achse während ihrer Rotation zu unterbinden. In der Praxis erfolgt dies gewöhnlich durch die Aufzeichnung der retralen Grenzbewegung. Die Axiographie entsprang der Gnathologie der 70-er Jahre, als man in den Kiefergelenken den konstanten Faktor im Cranio-Mandibulären System sah und glaubte, durch die Reproduktion der „richtigen" Gelenkbewegung die „richtige" Bisslage identifizieren zu können, selbst wenn diese z. B. durch Zahnverlust verloren gegangen war.

Erkenntnisse zu Diskusverlagerung und Formveränderungen der Gelenke als funktionelle Anpassung haben allerdings dieser These bereits in den 80-er Jahren die Grundlage entzogen. Die durch die beschriebene initiale Therapie erreichte Lösung von Kompensationen dürfte über die Aufzeichnung einer solchen künstlich erzeugten Scharnierachse kaum fehlerfrei zu übertragen sein.

Auch Bissnahmetechniken, welche technische Fehler einbringen können, eignen sich hierfür nicht besonders. Selbst wenn es z. B. bei intraoralen **Stützstiftregistrierungen** wirklich möglich wäre, eine kompensationsfreie Kieferlage zu ermitteln, was aufgrund der Verdrängung der Zunge und die Sperrung des Bisses durch die Registrierschablonen wenig wahrscheinlich scheint, so würde die Kieferzuordnung in einer Vertikalen verschlüsselt, in der man später nicht arbeiten kann. Ob die Modelle im Artikulator nach der erforderlichen Absenkung (welche in der Regel wieder um die terminale Scharnierachse erfolgt, denn so wird das Modell des Oberkiefers der Artikulatorachse meist zugeordnet) noch in der erwünschten neutralen Zuordnung zueinander stehen, ist einigermaßen fragwürdig und müsste zumindest rückkontrolliert werden.

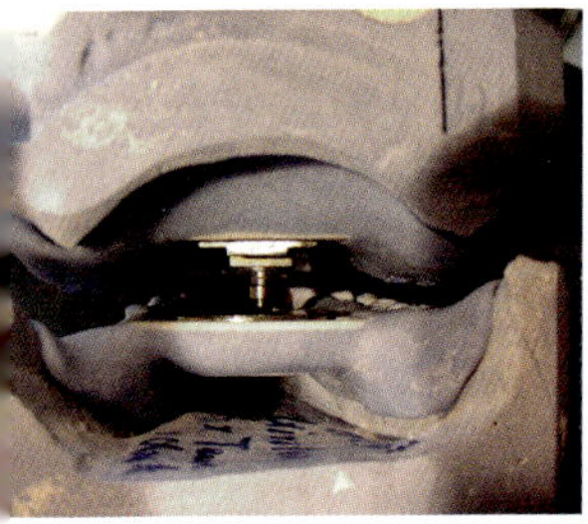

Schablonen für eine intraorale Stützstiftaufzeichnung zwischen den Modellen, von hinten gesehen: Die Zunge wird vollständig verdrängt!

Die Myozentrik

All die vorgenannten Registrierungsverfahren gehen von der Vorstellung aus, dass es möglich ist, einem kompensierten Cranio-Mandibulären System trotz Muskelverspannungen und möglicher segmentübergreifender Kompensationen spontan die „richtige" Kieferzuordnung zu entlocken. Unser dargelegtes neuromuskuläres Konzept geht hingegen von ganz anderen Grundlagen aus: Zuerst wird versucht, bestehende Verspannungen durch geeignete und einfache Methoden, ggf. auch in Kooperation mit Co-Therapeuten, zu lösen. Ist dies gelungen und ist dadurch tatsächlich eine Verbesserung in der Symptomatik eingetreten, gilt es nun, eben diesen Zustand auf Zahnmodelle zu übertragen, statt bei der Bissregistrierung wieder einen völlig neuen Zustand zu erzeugen, von dem nicht bekannt ist, wie er sich auf das Befinden des CMD-Patienten auswirkt.

Das ist die Zielsetzung bei der myozentrischen Bissnahmetechnik, denn bei ihr ging es von Anfang an darum, eine möglichst weit reichende Reduzierung von Kompensationen vor der Bissregistrierung zu erreichen und diese bei der Registrierung selbst zu erhalten. Hierfür vereint die Myozentrik mehrere Besonderheiten:

- **Vor der Bissregistrierung erfolgt die Lösung möglicher Kompensationen durch die Therapie der Kaumuskulatur (meist mit TENS) und die Vermeidung der Reprogrammierung von Verspannungen in der existierenden interkuspidalen Position durch die Sperrung des Bisses mit einem der beschriebenen Medien.**
- **Die Bissregistrierung erfolgt prinzipiell bei aufrechter und aufgerichteter Körperhaltung, um auch segmentübergreifende Kompensationen so weit als möglich aufzulösen.**
- **Während der Bissregistrierung wird der Kiefer des Patienten nicht vom Zahnarzt manipuliert, um Reproduzierbarkeit für den Behandler zu erzwingen. Es geht um die Ermittlung einer reproduzierbaren Kieferposition der anderen Art: Der Patient selbst muss seine Bisslage möglichst locker, unkompliziert und unkompensiert auffinden können, denn er ist es, der mit diesem Biss zurecht kommen muss, nicht sein Zahnarzt oder Zahntechniker!**
- **Die Verschlüsselung der Zahnreihen im Bissregistrat erfolgt in genau der Position, in der der Biss (z. B. mit einem Bissbehelf) eingestellt werden soll. Artefakte durch eine spätere Änderung der Modellzuordnung im Artikulator sind somit ausgeschlossen.**

Das Ziel der Myozentrik ist es, die Bisslage zu finden, in die der Unterkiefer von alleine fällt, wenn er aus einer ausgeglichen entspannten Ruhe-Schwebe kommt, ohne auf irgendetwas zielen zu müssen. Die Interkuspidation der Zähne soll also an einem Punkt erfolgen, auf den eine kompensationsfreie Schließbewegung des Unterkiefers treffen würde, selbst wenn gar keine Zähne vorhanden wären und es somit keine Interkuspidation gäbe!

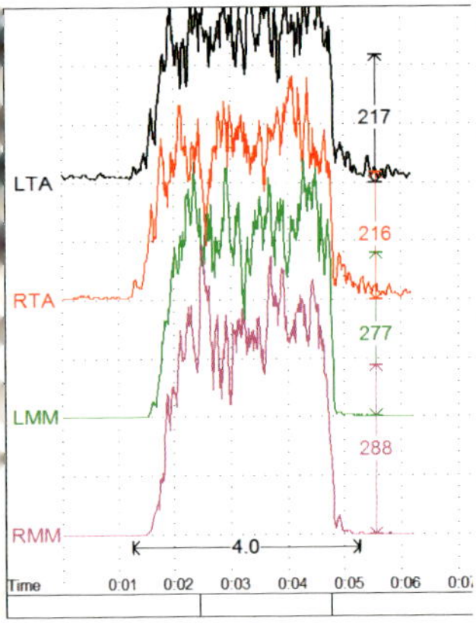

Ein geringer Ruhetonus und ein hohes und möglichst symmetrisches Leistungspotential der Kaumuskulatur (oben) zeichnen einen neuromuskulär gut eingestellten Biss aus!

Die Elektromyographie zeigt, dass dieser Punkt, wenn korrekt ermittelt, gleichzeitig auch die Kieferposition darstellt, in der die Kaumuskulatur ihr Kraftpotential bestmöglich und symmetrisch ausschöpfen kann. Das Ideal ist eine Bisslage, welche die maximale Funktion ermöglicht und mit einer Ruhe-Schwebe gekoppelt ist, in der die Muskulatur optimal entspannen kann.

Heute manchmal noch anzutreffende Kontroversen zur Myozentrik stammen aus einer Zeit, als man versuchte, den Unterkiefer des Patienten mit dem TENS-Gerät quasi in die myozentrische Position „zu schießen". Dies hat sich jedoch nicht bewährt, denn so werden gelegentlich Bisslagen erzeugt, die vor einer neutralen Position liegen. Heute wird die TENS-Therapie in erster Linie zur Lösung muskulärer Verspannungen eingesetzt und die myozentrische Bissregistrierung dient der Übertragung der Kieferrelation, die sich aufgrund der Entspannung ergeben hat.

Individuelle Bissbehelfe

Wurden Abdrücke der Zahnreihen genommen und Modelle davon hergestellt und liegt ein verlässliches Bissregistrat vor, um die Modelle in der korrekten Relation zueinander in den Artikulator zu stellen, so ist der Weg frei für die individuelle Anfertigung eines Bissbehelfes. Mit einem solchen Bissbehelf kann eine exakt definierte Bissposition angeboten werden, so, wie sie die Zähne selbst auch bieten, aber nun möglichst ohne die Notwendigkeit von irgendwelchen Kompensationen.

Bei der Auswahl des Trägerkiefers sollten wiederum nicht irgendwelche Dogmen den Ausschlag geben (in der Gnathologie hieß es z. B. über viele Jahre hinweg, ein Behelf müsse immer im Oberkiefer getragen werden), sondern Überlegungen, wie man im Einzelfall Kompensationen effizient auflösen kann. Folgende Kriterien lassen sich für neuromuskuläre Bissbehelfe definieren:

- **Der Trägerkiefer wird möglichst so gewählt, dass Kompensationen bestmöglich aufgelöst werden und eine gesunde Weichgewebs- (Zungen-) Funktion möglichst gut unterstützt wird. Übermäßige Weichteilverdrängung durch den Behelf, die Beeinträchtigung des Lippenschlusses etc., sollen vermieden werden.**
- **Der Behelf muss im Trägerkiefer retentiv (fest), aber neutral und spannungsfrei sitzen.**
- **Das Material des Behelfs muss für den Einsatzzweck optimal ausgewählt sein (soll mit dem Behelf auch gegessen werden können?, soll damit störungsfrei gesprochen werden können?, für welchen Zeitraum ist er geplant?, womit lässt sich am leichtesten arbeiten? etc.).**
- **Die Okklusalgestaltung des Behelfes muss für den Einsatzzweck optimiert sein. Z. B. sollte ein Behelf, mit dem auch gegessen werden soll, okklusal Funktions- und Scherhöcker, sowie Fossae aufweisen, weil sonst der Patient auf ein dysfunktionelles Kaumuster ausweichen muss. Ein Behelf, der dagegen nur nachts getragen werden soll, kann ganz anders gestaltet werden.**

Auch bei den Bissbehelfen steht uns eine breite Palette an Varianten zur Verfügung. Zu Beginn einer CMD-Behandlung sind meist noch relativ viele Schwankungen zu erwarten, daher hat sich hier auch der Einsatz von elastischen Materialien bewährt, die schnell und effizient zu bearbeiten sind.

Der Myozeptor

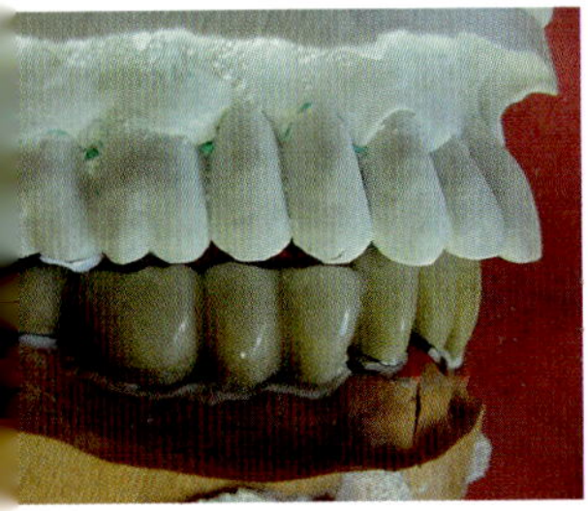

Die Diskrepanz zu einer entspannten Bisslage soll testweise ausgeglichen werden, bevor eine vergleichsweise teuere Neuverblendung der Prothese in Auftrag gegeben wird.

Der Myozeptor ist ein Behelf, der im ITMR in den 90-er Jahren entwickelt wurde, um die intitale Phase der Therapie mit Bissbehelfen zu beschleunigen und zeitsparender und kostengünstiger zu gestalten. Der Myozeptor ist ein volladjustierter Behelf, also einer, der eine definierte Okklusalposition aufweist, deren Zugang so angepasst ist, dass die natürliche Schließbewegung nicht gestört wird. Jedoch wird er im Tiefziehverfahren aus elastischem Material gefertigt, was folgende Vorteile ergibt:

- **Relativ schnelle und kostengünstige Anfertigung**
- **Wenig Nacharbeiten bei der Eingliederung, da aufgrund seiner Elastizität kaum Spannungen auftreten, ein schaukelnder Sitz weitgehend ausgeschlossen ist und kleinere okklusale Vorkontakte im Bereich von Zehntel Millimetern von der Elastizität des Materials absorbiert werden.**
- **Kurze Folgesitzungen, da das Okklusalrelief nur thermoplastisch „eingestempelt" wird.**
- **Guter Tragekomfort, da Unterschnitte nicht ausgeblockt werden müssen und sich der Myozeptor daher eng an die Zahn- und Kieferkonturen anschmiegen kann.**
- **Gerade für dekompensierte CMD-Patienten bietet ein weicher Okklusalkontakt initial oft wesentlich mehr Komfort, es fehlt „der Stein des Anstosses"!**

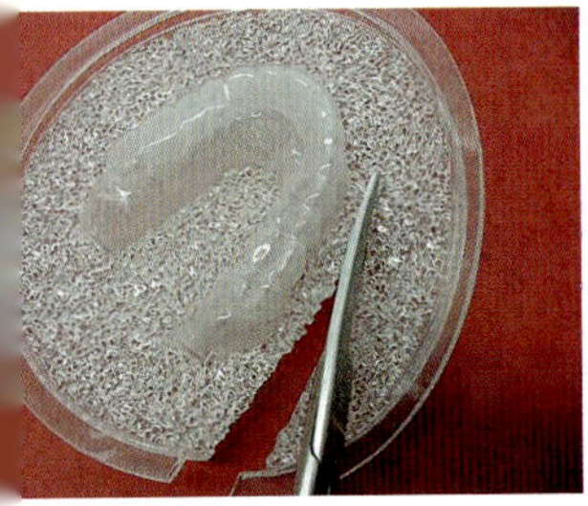

Eine elastische Folie 2-3 mm stark wird über das Modell tiefgezogen und grob ausgeschnitten.

Natürlich gibt es auch Einschränkungen beim Myozeptor:

- **Aufgrund des Materials ist die Lebenserwartung vergleichsweise gering, von wenigen Monaten (bei viel Zigaretten-, Rotwein-, Tee- oder Kaffegenuss) bis zu maximal einem Jahr.**
- **Man kann mit dem Myozeptor nicht essen.**
- **Man kann mit dem Myozeptor keine Zahnlücken überspannen, er sollte nach Möglichkeit komplett zahngetragen sein.**

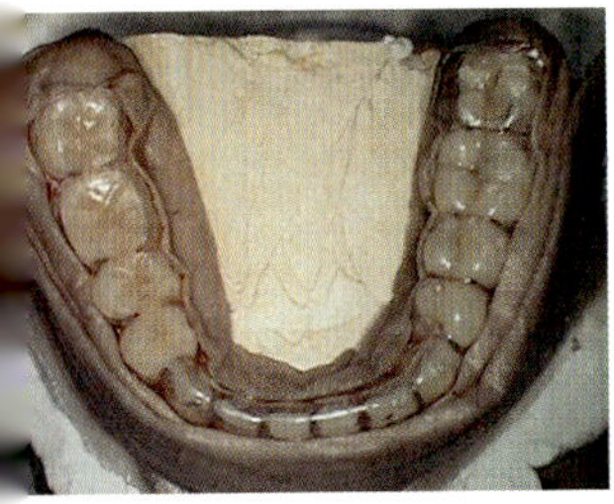

Nur die Okklusalflächen werden durch Erhitzen angeschmolzen und die Okklusion wird im Artikulator eingeformt.

Der Myozeptor bietet aufgrund seiner schnellen Fertigstellung (die Eingliederung erfolgt meist schon 30 Minuten nach der Bissregistrierung) sowie der kurzen Sitzungsdauer bei Anpassungen in der Folge in vielen Fällen den optimalen Einstieg bei der Therapie mit volladjustierten Behelfen. Gerade zu Beginn einer solchen Behandlung, während sich Kompensationen zusehends lösen, ist es oft nötig, die Bisslage auf dem Behelf mehrfach anzupassen, besonders, wenn im Wechselschritt mit einer manual- oder physiotherapeutischen Begleittherapie gearbeitet wird und es gelingt, auch segmentübergreifende Kompensationen aufzulösen. In dieser Phase kann die Arbeit mit einem festen Behelf umständlich sein und ein Myozeptor viel Zeit und Kosten ersparen.

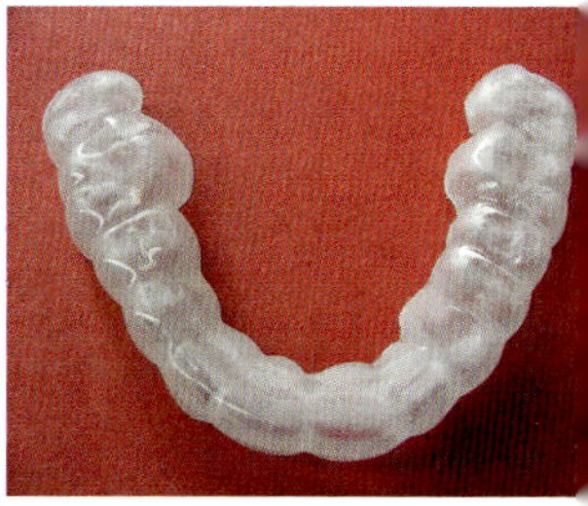

Nach relativ kurzer Ausarbeitung ist der Myozeptor fertig.

Bissbehelfe aus Acrylat

Acrylat ist ein relativ harter Kunststoff, der eher in der Lage ist, ein natürliches okklusales Kontaktgefühl zu erzeugen. Auch bietet sich der Vorteil, dass man später nicht nur Material abtragen, sondern immer auch noch welches anfügen kann. Viele Acrylate sind nicht sehr bruchfest, so dass sich auch die Kombination mit einer Polycarbonatfolie empfiehlt, wenn sehr dünnwandig gearbeitet werden muss. Weil das Material ziemlich hart ist, verspürt der Patient auch kleinere okklusale Vorkontakte ziemlich deutlich, so dass Acrylatschienen okklusal akribisch angepasst werden müssen. Gerade, wenn bei Folgesitzungen Korrekturen der Bisslage erforderlich sind, kann dies schnell ein zeitintensives Unterfangen werden, weshalb es sich anbietet, Acrylatbehelfe in einem zweiten Schritt einzusetzen, nachdem mögliche Schwankungen in der Bisslage mit einem Myozeptor stabilisiert wurden.

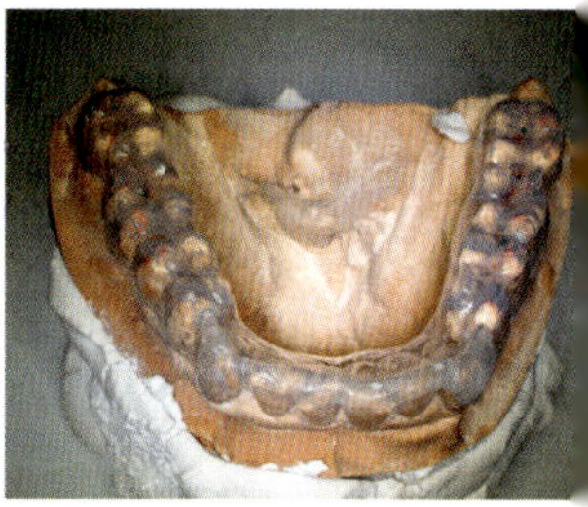

Ein grazil gearbeiteter Behelf für den unteren Zahnbogen, bei dem autopolymerisierendes Acrylat auf eine 1,0 mm starke Basis aus Polycarbonat geschichtet wurde.

Acrylatbehelfe können relativ langlebig sein und können auch mit richtigen Kauflächen versehen werden, so dass sie auch beim Essen getragen werden können. Acrylatbehelfe können u. U. auch segmentiert angefertigt werden, das heißt, in zwei separaten Teilen für die rechte und linke Kieferhälfte, so dass die Schneidezähne frei gelassen werden, um beim Sprechen so gut wie keine Behinderung zu haben und den Tragekomfort zu erhöhen.

Geklebte Schienen

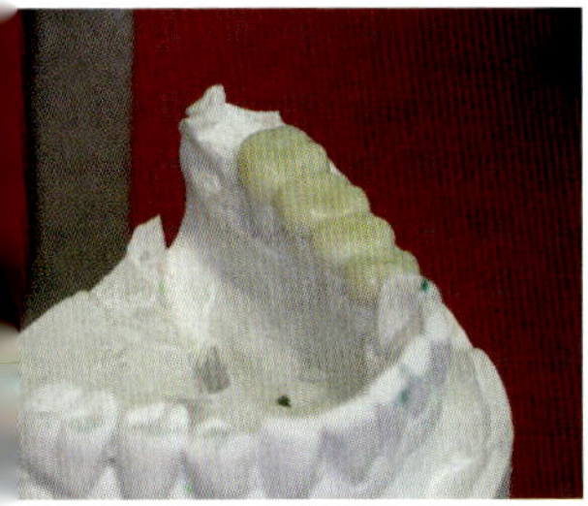

Gelegentlich gelingt es auch, Kompensationen im Biss lediglich durch das Aufkleben von Kauflächen nur im defizitären Quadranten zu lösen.

Segmentierte Behelfe aus Acrylat können auch auf die Seitenzähne geklebt oder zementiert werden. Der Patient kann sie dann in der Regel selbst nicht mehr abnehmen, trägt sie durchgehend und entwickelt eine neue habituelle Bisslage mit ihnen. Wenn Schienen durchgehend getragen werden, ob geklebt oder nicht, so ist dies oft kein reversibler Vorgang mehr. Wenn die Schienen wieder entfernt werden, gelingt es dem Patienten u. U. nicht mehr, die Zähne in die Interkuspidation zu fügen, da die Kiefergelenke sich an die Position auf dem Behelf angepasst haben. Geklebte Schienen sind daher erst sinnvoll, wenn der Wert einer okklusalen Umstellung für den Patienten unumstößlich bewiesen ist.

Geklebte Schienen haben von allen Behelfen den höchsten Tragekomfort, denn sie brauchen die Zähne nicht einmal zu umfassen und ändern die gewohnte Zahnkontur kaum. Allerdings erschweren sie die Mundhygiene, z. B. muss Zahnseide mühsam durch jeden Zahnzwischenraum gefädelt werden.

Behelfe aus Acetalkunststoff

Acetalkunststoff ist langlebig, bruchresistent, relativ abriebbeständig, dabei federleicht und es wird auch von den meisten Allergikern problemlos vertragen. Da das

Material nur schwer dimensionsgetreu zu verarbeiten ist, kann ein solcher Behelf nur von einem Labor hergestellt werden, das mit dem Einsatz dieses Materials viel Erfahrung hat. Auch kann an Acetalkunststoff später nichts mehr angefügt werden.

Behelfe aus Acetalkunststoff empfehlen sich daher im Einzelfall für eine mittelfristige Versorgung, wenn nicht zu erwarten steht, dass an der Bisslage noch etwas geändert werden muss, aber die Veränderung der Okklusion an den Zähnen selbst, z. B. durch eine Überkronung oder eine kieferorthopädische Behandlung, nicht in Frage kommt.

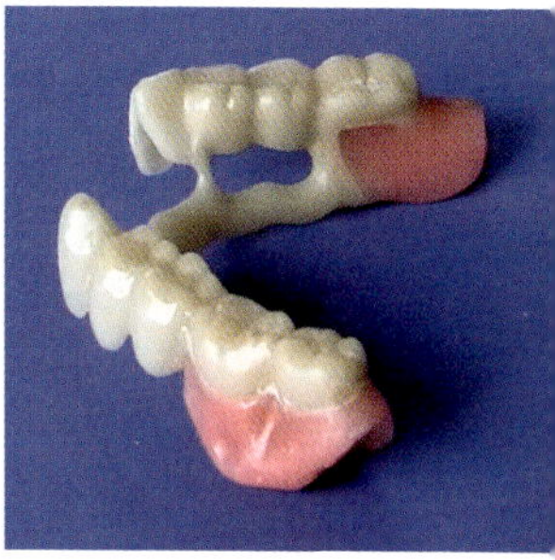

Eine solche Kombination von Bissbehelf und Prothese zum Ersatz von fehlenden Zähnen aus langlebigem Acetalkunststoff kann auch eine gangbare Lösung sein, wenn komplizierte Prothetik nicht erwünscht ist.

Der Bionator

Der Bionator wurde ursprünglich von Prof. Balters als funktionskieferorthopädisches Gerät im Rahmen eines ganzheitlichen orthopädischen Gedankenansatzes entwickelt. Durch gezieltes Abhalten von Weichgeweben, Führung der Zunge und genau überlegtes Anliegen an einzelnen Zähnen, bzw. selektives Aufbeißen und Freigeben von Zähnen, können so die im Mund herrschenden Kräfte gezielt zur Korrektur der Zahnbogenform umgeleitet werden. Gleichzeitig erfolgt eine gewisse Neuprogrammierung der Weichgewebsfunktion, wie das Training eines Lippenschlusses durch die geschickte Anordnung des Labialbogens, etc.

Der Bionator wurde von seinen Verfechtern auch oft etwas verklärt, was dem Konzept nicht nur Anhänger verschafft hat. Seitdem die CMD vermehrt im Gespräch ist, wird der Bionator auch gelegentlich als „die bessere Schiene“ propagiert, jedoch sollte man genauer differenzieren. Bionator und Schienen sind unterschiedliche Werkzeuge, die nur eine relativ geringe Überlappung in ihrer Anwendung aufweisen.

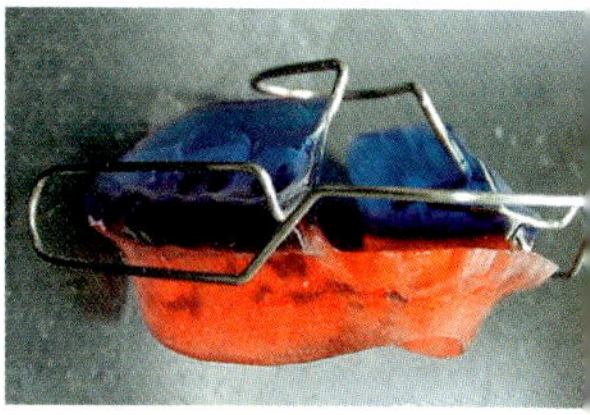

Ein Bionator, ausgeführt mit einem Farbwechsel im Verlauf der idealen Kauebene.

- Beim Bionator wird eine Bissposition vom Behandler mit dem sogenannten „Konstruktionsbiss“ vorgegeben. Diese Bissposition beinhaltet erst gar nicht den Versuch, eine kompensationsfreie Bisslage zu ermitteln, sondern es soll eher ein Reiz zu einer funktionellen Umstimmung erfolgen. Das Wachstum bei Kindern kann so in andere Bahnen gelenkt werden und Fehlentwicklungen können im weiteren Wachstumsverlauf ausgeglichen werden.
- Beim Erwachsenen steht kaum mehr Wachstum zu erwarten, das mit dem Bionator gesteuert werden könnte. Dennoch ist es durchaus möglich, dass ein CMD-Patient, der unter einer langstehenden Bisskompensation nach retral leidet, durch den Bionator, der meist weiter anterior eingestellt wird, ein Gefühl der Befreiung erfährt. Jedoch ist dies völlig von der Erfahrung und dem Geschick des Behandlers bei der Konstruktionsbissnahme abhängig.
- Ist ein Bionator einmal fertiggestellt, so ist die Änderung der eingestellten Bisslage praktisch nicht mehr möglich. Daher taugt der Bionator nicht zur Ermittlung und Verfeinerung von kompensationsfreien Bisslagen, was die Domäne eines Aufbissbehelfes, einer „Schiene“, ist.
- Mit dem Bionator kann keinesfalls gegessen werden, er kann daher nicht durchgehend getragen werden. Auch stellt der Bionator, je nach Ausführung, u. U. eine erhebliche Behinderung beim Sprechen dar, was das Tragen tagsüber mit Einschränkungen des Patienten verbindet.

Dennoch hat auch der Bionator als orthopädisches Gerät bei der CMD-Behandlung seinen festen Platz: Er stützt und führt den Unterkiefer in einer Weise, die für einen Bissbehelf unmöglich ist. Daher ist der Bionator vor allem das Mittel der Wahl, wenn deutliche Kieferfehlstellungen vorliegen, die von einer Schiene nachts nicht effizient gestützt würden.

Nicht wenige CMD-Patienten haben auch ein Problem mit Schnarchen. Hier kann der Bionator gleichzeitig als Schnarchschiene eingesetzt werden, indem der Unterkiefer etwas anterior gestützt wird und der Atemweg so besser freigehalten wird, und gleichzeitig wird eine Entlastung der Kiefergelenke bewirkt, so dass diese auch in der Rückenlage nicht mehr in eine Retrallage zurückfallen können. Dies ist vor allem für CMD-Patienten wichtig, bei denen eine solche Retrallage in einem unmittelbaren Zusammenhang mit den Beschwerden steht.

Empfohlene Literatur

Bücher

1. Church, Dawson: Die neue Medizin des Bewusstseins: wie Sie mit Gedanken und Gefühlen Ihre Gene positiv beeinflussen können; übers. von Isolde Seidel. Kirchzarten bei Freiburg: VAK-Verl.-GmbH, 2008.
2. Guzek G, Lange E: Pilze im Körper. München: Südwest Verlag, 2008
3. Hay, Louise: Heile Deinen Körper: Seelisch-geistige Gründe für körperliche Krankheit und ein ganzheitlicher Weg, sie zu überwinden; aus d. Engl. übers. von Karl F. Hörner. - 3., Aufl. -Stuttgart: Lüchow, 2007.
4. Keller, Erich: EFT - Die Klopf-Methode: Emotionale und körperliche Blockaden auflösen. Ariston Verlag, 2008.
5. Lipton, Bruce: Intelligente Zellen: Der Geist ist stärker als die Gene. Isen, Oberbayern: KOHA-Verlag, 2008.
6. Lüscher, Max: Der 4-Farben-Mensch: der Weg zum inneren Gleichgewicht; mit der Lüscher-Farbscheibe. Berlin: Ullstein, 2005.
7. Norbekov, Mirsakarim: Eselsweisheit: Der Schlüssel zum Durchblick - oder - wie Sie Ihre Brille loswerden. Arkana, 2006.
8. Price, Weston: Nutrition and Physical Degeneration: A Comparison of Primitive and Modern Diets and Their Effects. Benediction Classics, 2010
9. Schatalova, Galina: Heilkräftige Ernährung. Eine energetische Lebensmittel- und Heilkräuterkunde für wahre Gesundheit. Goldmann 2006
10. Schöttl, Rainer: Die cranio-mandibuläre Orthopädie. Unterleinleiter: MediPlus Verlagsgesellschaft, 2009.
11. Tolle, Eckhart: Jetzt! Die Kraft der Gegenwart: ein Leitfaden zum spirituellen Erwachen; aus dem Amerikan. übers. von Christine Bolam und Marianne Savita Nentwig. Bielefeld: Kamphausen, 2000.

Internet

1. Aqualizer: http://www.aqualizer.eu
2. Atlastherapie: http://www.aegamk.de
3. Deutsche Qui Gong Gesellschaft: http://www.qigong-gesellschaft.de
4. EFT-Info, alles über EFT: http://www.eft-info.com
5. EFT The Tapping Solution (englisch): http://www.thetappingsolution.com
6. Epigenetics (englisch): http://www.brucelipton.com
7. Fortbildung für Zahnärzte und Therapeuten: http://www.itmr-online.de
8. International College of Cranio-Mandibular Orthopedics, Sektion Deutschland, e. V.: http://www.iccmo.de
9. Institut für Temporo-Mandibuläre Regulation: http://www.itmr.info
10. ITMR Online Akademie: http://www.itmr.eu
11. Lüscher Color Diagnostik: http://www.luscher-color.com
12. Manuelle Medizin: http://www.ewmm.de
13. MediPlus Online Shop: http://www.mediplus-shop.de
14. Myozentrik: http://www.info.myozentrik.de
15. Neuromuskuläre Therapie: http://www.schrottenbaum.de
16. Price-Pottenger Nutritional Foundation (engl.): http://www.ppnf.org
17. Rolfing: http://www.rolfing.de
18. Dr. Johann Schnitzer: http://www.dr-schnitzer.de
19. Prof. Thomas Wendt: http://prof-wendt.de

Glossar A-Z

Abdruck Abformung von Zähnen oder Zahnbögen

Akkommodation Von lateinisch „accommodare" (anpassen). Bekannt ist der Begriff in der Physiologie als Schärfeanpassung der Augen. In der Zahnheilkunde wurde der Begriff aus dem englischen Sprachgebrauch übernommen und steht für die Anpassung der Kieferhaltung an die Okklusion der Zähne. Ein Synonym zur Akkommodation ist die Kompensation der Kieferhaltung.

Aqualizer Ein von Prof. Lermann in den USA entwickelter Bissbehelf mit zwei wassergefüllten Kammern, die miteinander verbunden sind und so einen Druckausgleich zwischen der linken und rechten Seite bewirken. Im Gegensatz zu festen Bissbehelfen bietet der Aqualizer keine definierte Bissposition an, sondern gleicht den Bissdruck in allen möglichen Kieferstellungen aus. Oft können mit einem Aqualizer Kompensationen initial aufgelöst werden, jedoch stabilisiert er auf Dauer die Zahnbögen nicht.

Axiographie Die Ermittlung einer terminalen Scharnierachse und die Aufzeichnung deren Verlagerung wenn der Patient seinen UK bewegt. Meist werden diese Bewegungen vom Zahnarzt manipuliert und es werden Bewegungsgrenzen, bzw. „Grenzbewegungen" aufgezeichnet. Ungeführte Bewegungen aus einer neutralen Bisslage können jedoch völlig andere Vektoren ergeben.

Bissnahme Bestimmung der Zuordnung der oberen und unteren Zahnreihe durch das Einformen der Okklusalflächen in ein geeignetes Medium. Der im Volksmund oft gebrauchte Begriff „Abdruck" ist irreführend, weil damit in der Zahnheilkunde die Abformung der einzelnen Zahnbögen gemeint ist. Nicht selten werden Bissnahmen am liegenden Patienten durchgeführt und vom Zahnarzt manipuliert. Bei der Myozentrik erfolgt die Bissnahme bei aufrechter Haltung und entspannter Muskulatur ohne Manipulation.

Bissregistrat Das Resultat der Bissnahme. Es dient der Zuordnung des zweiten Modells im Artikulator.

CMD Abkürzung für „Cranio-Mandibuläre Dysfunktion". Die Dysfunktion zwischen dem Cranium (Schädel) und der Mandibula (Unterkiefer).

Exzentrik Positionen außerhalb der zentrischen Zuordnung, bei der eine oder beide Kondylen der Kiefergelenke eine Translationsstellung einnehmen.

Frankfurter Horizontale Eine Vermessungsebene, früher auch „Deutsche Horizontale" genannt, die auf einem Anthropologenkongress in Frankfurt um 1882 einheitlich festgelegt wurde: Der Oberrand beider knöcherner Gehörgänge und der Unterrand der linken Augenhöhle. In der Zahnheilkunde wird dieser Begriff oft synonym mit der Achsen-Orbita-Ebene verwendet, obwohl diese nicht ganz übereinstimmen. Auch „FH" abgekürzt, hat sie keinen Bezug zur Cranio-Mandibulären oder okklusalen Funktion. Entgegen mancher Behauptungen gibt es auch einen relativ breiten Schwankungsbereich in deren Winkel zur Kauebene.

Gesichtsbogen Ein Gerät, mit dem das erste Modell (meist Oberkiefer) in den Artikulator eingestellt wird. Das zweite wird dann mittels eines Bissregistrates zugeordnet. Als horizontale Referenz und zugleich Abstandsbestimmung zur Artikulatorachse dient dabei die terminale Scharnierachse, der das Modell mittelwertig oder individuell zugeordnet wird, so dass es zum UK Modell passen würde, wenn dieses in der retralen Grenzstellung stünde.

Gnathologie Ein von griechisch „gnathos" (Gelenk) und „logos" (Sinn, Wissen) gebildeter Begriff. Prägend hierfür war die „Gnathologic Society", ein von Beverley McCullum, Harvey Stalllard und Charles Stuart geführter Studienverein in Los Angeles. Im 1953 veröffentlichten Buch „Gnathology: A Research Report" wurden die Thesen schlüssig dargelegt. Als Prämissen dienten eine Rotationsachse, die jedes Gelenk habe, die Konstanz der Kiefergelenke, aus der man eine funktionsgerechte Zuordnung der Kiefer jederzeit wieder herstellen könne und die Aufteilung der Kieferbewegung in zentrische (vertikale) und exzentrische (horizontale) Bewegungen. Die funktionelle Okklusion der Zähne postulierte man als koinzidierend mit der zentrischen Bewegung entlang der posterioren Bewegungsgrenze des UK. Aufbauend auf diesen Prämissen waren Gesichtsbogenübertragung, Bissregistrierung in der RKP, Okklusalgestaltung mit Tripodkontakten und das Konzept einer „front-/eckzahngeschützten Okklusion dann folgerichtig. Ab der Mitte der 70-er Jahre keimten dann aber zusehends Erkenntnisse auf, welche die Prämissen des gnathologischen Konzeptes widerlegten. Die Gnathologie wird heute in den USA praktisch nicht mehr gelehrt und praktiziert.

HCN Abkürzung für „horizontale Kondylbahnneigung". Der Winkel, mit dem die Kondylen der Kiefergelenke bei der Translation nach unten verlagern, meist im Bezug zur FH.

ICCMO Abkürzung für „International College of Cranio-mandibular Orthopedics“. Eine internationale Studiengruppe (www.iccmo.org), die 1980 von Bernard Jankelson (USA), Prof. Prayer-Galetti (Italien), Prof. Yamashita (Japan) und anderen auf Hawaii gegründet wurde. 1990 wurde Rainer Schöttl vom internationalen Vorstand mit der Gründung einer deutschen Sektion beauftragt (www.iccmo.de).

Instrumentelle Funktionsdiagnostik Ein Verfahren, bei dem okklusale Relationen nicht im Mund des Patienten begutachtet werden, sondern an Modellen in einem Artikulator. Hierfür werden die Zahnreihen abgeformt und Modelle erstellt. Meist wird dann das OK Modell mit einem Gesichtsbogen mit Bezug zur terminalen Scharnierachse in den Artikulator eingestellt. Sodann erfolgt eine Bissnahme, und mit dem so erzeugten Bissregistrat wird das Modell der UK Zähne in den Artikulator eingestellt. Mittels einer Axiographie werden dann Winkel ermittelt, die in die posteriore Steuerung des Artikulators eingegeben werden. Insgesamt ist dieses Verfahren ziemlich aufwendig und kostenintensiv und birgt das Risiko von Artefakten. Eine klare wissenschaftliche Evidenz für den Sinn dieses Verfahren ist nicht etabliert.

Interkuspidation Von lateinisch „cuspis“ (Spieß, Spitze). Das Hineinfügen von Höckern in die gegenüberliegenden Fossae (Gruben) von Kauflächen. „Maximale Interkuspidation“ bezeichnet das tiefstmögliche Fügen der Kauflächen ineinander.

ITMR Abkürzung für „Institut für Temporo-Mandibuläre Regulation“ (www.itmr.info), ein von Walter Schöttl 1970 gegründetes Fortbildungsinstitut für Zahnärzte und Zahntechniker, in dem initial die damals in Deutschland neue Aufwachslehre verbreitet werden sollte. Später kamen Kurse zur Gnathologie, Axiographie, Crozat-Technik und zur gnathologischen Kieferorthopädie dazu. Seit 1986 änderte das ITMR seinen Lehrplan und wurde zum ersten Institut in Deutschland, das eine reguläre Ausbildung in myozentrischen und neuromuskulären Techniken anbot.

Kiefergelenk Zusammenfassende Bezeichnung für jeweils zwei Gelenke auf der linken und rechten Seite, welche den Unterkiefer (lat. Mandibula) mit dem Schläfenbein (lat. Os temporale) verbinden. Die beiden Gelenke sind aufeinander gestapelt, jedoch ist jeder Gelenkraum vollständig durch den die Gelenke unterteilenden Diskus separiert, so dass in gesunden Gelenken kein synnovialer Austausch stattfindet.

Kiefergelenk (Fortsetzung) Eine Eigenheit, die das Kiefergelenk von anderen Synovialgelenken im Körper unterscheidet, ist der Überzug der Gelenkflächen durch Faserknorpel, statt Hyalinknorpel. Letzterer besitzt vor allem gute stoßabsorbierende Eigenschaften, ersterer ermöglicht hingegen eine Anpassung der Gelenkform an die funktionellen Gegebenheiten. Daher können Kiefergelenke sich in ihrer Form verändern, vorausgesetzt, die Belastungen wandeln sich allmählich, wie dies im natürlichen Lebensverlauf zu erwarten ist. Häufig werden die Kiefergelenke für Beschwerden bei der CMD verantwortlich gemacht, jedoch sind die Fälle, in denen sie tatsächlich die primäre Ursache der Beschwerden darstellen, selten. Schmerzen, die in der Region der Kiefergelenke wahrgenommen werden, sind meist myofaszial dorthin übertragen, nicht selten aus der umliegenden Muskulatur, aber auch aus Nackenmuskeln.

Laterotrusion Die Bewegung einer unteren Zahnreihe aus der Interkuspidation nach außen (weg von der Körpermitte).

MAP Abkürzung für „Myoarthropathie".

Mediotrusion Wie Laterortusion, jedoch die Bewegung hin zur Mitte.

Myofasziale Schmerzen Schmerzen, die typischerweise nicht dort ihren Ursprung haben, wo sie wahrgenommen werden, sondern von Triggerpunkten übertragen werden. Myofasziale Schmerzen können leicht zu Fehlbehandlungen führen, bis hin zu nicht notwendigen Zahnextraktionen. Auch im Kiefergelenk wahrgenommene Schmerzen werden häufig aus Muskeln an Kopf und Nacken dorthin übertragen. Akute myofasziale Schmerzen haben häufig einen brennenden, „hellen", jedoch nicht pulsierenden Schmerzcharakter.

Myozentrik Ein von griechisch „myos" (Muskel) und „Zentrik" gebildeter Begriff, von Bernard Jankelson in den 60-Jahren geprägt. Die Zuordnung der Kiefer, welche durch eine isotonische Kontraktion der Elevatoren aus einer entspannten Ruhe-Schwebe nach Überbrückung einer interokklusalen Distanz von 1-2mm erreicht wird. Diese involuntären Muskelkontraktionen wurden durch spezielle, niederfrequent (0,75 Hz) übertragene elektrische Einzelimpulse erzeugt. Diese zeigten bei längerer Laufzeit (30-60 Minuten) eine entspannende Wirkung auf die stimulierte Muskulatur und werden heute zur Vorbereitung der myozentrischen Bissregistrierung verwendet. Gleichzeitig wird der Zahnkontakt durch ein geeignetes Medium unterbrochen (Wachs, Watterollen, Aqualizer®), so dass sich eine Lösung von Kompensationen ergibt. Die myozentrische Bissregistrierung versucht heute in

Myozentrik (Fortsetzung) erster Linie eine solch entspannte Kieferbeziehung zu registrieren, ohne diese durch die Registrierung selbst wieder zu verfälschen. Im Idealfall ist die myozentrische Position gleichzeitig die Position, in der die Elevatoren des UK ihre beste und symmetrischste Leistung hervorbringen können, und von der aus der UK in eine Ruhe-Schwebe fällt, die mit dem geringstmöglichen Ruhetonus der Muskulatur aufrecht erhalten werden kann.

Myozeptor Ein elastischer Bissbehelf. Obwohl eine definierte Okklusalposition angeboten wird, kann der Myozeptor schneller und kostengünstiger hergestellt und angepasst werden, als herkömmliche Bissbehelfe aus Kunststoff. Seine Elastiztät macht ihn angenehm zu tragen, jedoch ist seine Haltbarkeit begrenzt.

Okklusalebene Auch „Kauebene“ genannt, wird diese Ebene im Unterkiefer durch die Schneidekanten in der Mitte des UK und die distalen Höcker der ersten Molaren definiert.

Okklusion Von lateinisch „occludere“ ((ein-) schließen, versperren). Der Kontakt zwischen oberen und unteren Zähnen. Beim Menschen der einzige unmittelbare Hartkontakt im Körper.

Photometrie Dieser in der Physik in einem anderen Zusammenhang übliche Begriff wurde von Rainer Schöttl auf die Vermessung der Körperhaltung mittels standardisierter Fotographien und der Auswertung von am Körper angebrachten Markierungen mit Respekt zur Vertikalen und Horizontalen übertragen. Mit dieser einfachen Technik können Skoliosen, Beckenschiefstände und -Verwringungen, HWS-Dysfunktionen und die kraniale Symmetrie dokumentiert werden.

Protrusion Von lateinisch „protrudere“ (vorschieben). Die Bewegung des UK nach vorne.

Retrusion Von lateinisch „retrudere“ (zurückziehen). Die Bewegung des UK nach hinten.

Scharnierachse Eine gedachte Bewegungsachse durch beide Kondylen der Kiefergelenke. In den 50-er Jahren wurde postuliert, dass der Mensch seinen Unterkiefer in der Vertikalen um diese Achse bewegt („zentrische“ Bewegung), während horizontale Bewegungen durch Gleit- (Translations-) Bewegungen der Kiefergelenke erfolgen („exzentrische“ Bewegungen). Posselt und andere Autoren wandten sich von Anfang an gegen diese Hypothese und heute ist sie durch diverse Studien widerlegt. Dennoch werden Modelle noch immer häufig achsenbezogen einartikuliert.

Schiene	Irreführender Begriff für einen Bissbehelf, ursprünglich abgeleitet von Kieferbruchschienen.
Stützstiftregistrat	Eine zu Beginn des letzten Jahrhunderts von Gysi vorgestellte Methodik zur Aufzeichnung von horizontalen Kieferbewegungen. Der Kontakt zwischen OK und UK ist dabei auf den Stützstift, meist intraoral angebracht, reduziert. Damit die Aufzeichnung (auch Pfeilwinkel genannt) ohne Zahninterferenzen erfolgen kann, müssen durch den Stützstift die Kiefer gesperrt werden, so dass sie in einer anderen Höhe als der Bisshöhe durchgeführt werden muss, was später die Absenkung im Artikulator auf die Arbeitshöhe erforderlich macht. Seit etlichen Jahren erfuhren Stützstiftregistrate eine Renaissance in mit Druckmessungen kombinierten elektronischen Varianten. Die gelegentlich anzutreffende Bezeichnung „neuromuskulär" trifft nicht zu, da dem neuromuskulären System aufgrund der veränderten Vertikalen, der Verdrängung der Zunge und der meist Manipulation durch den Zahnarzt kein freier Lauf gelassen wird. Die Messung von vertikalen Bewegungen ist mit Stützstiften naturgemäß nicht möglich.
TMD	Englische Abkürzung für „Temporomandibular Disorder" (temporomandibuläre Störung), gelegentlich auch für „temporomandibular joint dysfunktion" (Kiefergelenkdysfunktion).
TMJ	Englische Abkürzung für „Temporo-Mandibular Joint" (Kiefergelenk).
Triggerpunkt	Von Travell und Simons beschriebene Punkte im Muskel- und Fasziengewebe, die myofasziale Schmerzen in andere Körperregionen übertragen können, wenn sie aktiviert werden.
Zentrik	Im heutigen Sprachgebrauch ein Synonym für „okklusale Position", beinhaltete der Begriff ursprünglich, dass der Unterkiefer nach einer kreisförmigen Bewegung um einen Mittelpunkt, bzw. eine Achse, die maximale Interkuspidation der Zähne ohne Abgleiten erreicht.